口腔科处方规范及常见问题解析

主　编
　　郑利光　北京大学口腔医院　　　　　　　　冯　斌　空军军医大学第三附属医院

副主编
　　成黎霏　空军军医大学第三附属医院　　　　赵电红　北京大学口腔医院

编　者（以姓氏笔画为序）

冉令涛　中国医科大学附属口腔医院　　　　周　倩　山东大学口腔医院

冯　斌　空军军医大学第三附属医院　　　　郑利光　北京大学口腔医院

成黎霏　空军军医大学第三附属医院　　　　赵电红　北京大学口腔医院

任丽洁　滨州医学院附属烟台口腔医院　　　徐秀娟　河北医科大学口腔医院

刘洪涛　首都医科大学附属北京口腔医院　　郭　江　中山大学附属口腔医院

杜书章　郑州大学第一附属医院　　　　　　郭志刚　北京大学口腔医院

李　霞　大连市口腔医院　　　　　　　　　郭锦材　长沙市口腔医院

邱　楠　武汉大学口腔医院　　　　　　　　黄　玮　银川市口腔医院

张　福　呼和浩特市口腔医院　　　　　　　梁　韬　广西医科大学附属口腔医院

陈　萍　贵州医科大学附属口腔医院　　　　韩　蕊　北京大学口腔医院

林　瑶　空军军医大学第三附属医院　　　　鲁　毅　西安交通大学口腔医院

编写秘书
　　成黎霏　空军军医大学第三附属医院

人民卫生出版社
·北京·

图书在版编目（CIP）数据

口腔科处方规范及常见问题解析 / 郑利光，冯斌主编 . -- 北京 ：人民卫生出版社，2024. 9. -- ISBN 978-7-117-36812-4

I . R78

中国国家版本馆 CIP 数据核字第 2024GR3912 号

人卫智网	www.ipmph.com	医学教育、学术、考试、健康，购书智慧智能综合服务平台
人卫官网	www.pmph.com	人卫官方资讯发布平台

口腔科处方规范及常见问题解析

Kouqiangke Chufang Guifan ji Changjian Wenti Jiexi

主　　编：郑利光　冯　斌
出版发行：人民卫生出版社（中继线 010-59780011）
地　　址：北京市朝阳区潘家园南里 19 号
邮　　编：100021
E - mail：pmph @ pmph.com
购书热线：010-59787592　010-59787584　010-65264830
印　　刷：廊坊一二〇六印刷厂
经　　销：新华书店
开　　本：787 × 1092　1/16　印张：13
字　　数：268 千字
版　　次：2024 年 9 月第 1 版
印　　次：2024 年 10 月第 1 次印刷
标准书号：ISBN 978-7-117-36812-4
定　　价：89.00 元

打击盗版举报电话：010-59787491　E-mail：WQ @ pmph.com
质量问题联系电话：010-59787234　E-mail：zhiliang @ pmph.com
数字融合服务电话：4001118166　E-mail：zengzhi @ pmph.com

　　不合理用药是全球性问题,已成为影响医疗质量和医疗费用的重要因素,而合理处方是保证医疗质量的关键。为提高处方质量,促进合理用药,保障医疗安全,国家卫生行政部门先后发布《处方管理办法》(卫生部令第53号)、《医院处方点评管理规范(试行)》(卫医管发〔2010〕28号)、《医疗机构处方审核规范》(国卫办医发〔2018〕14号)、《长期处方管理规范(试行)》(国卫办医发〔2021〕17号),对医师开具处方及药师审核、点评处方作出相关规定。近几年,各级卫生行政部门将处方质量管理纳入医疗机构绩效考核。比如,点评处方占处方总数的比例就是国家卫生健康委员会组织的三级公立医院绩效考核的重要指标。

　　口腔疾病诊疗有其特殊性,由于有些相同临床诊断的疾病可以采用不同的治疗方法,因此需要使用的药品也不同,导致不同专业背景专家(医师、药师、管理)对同一张处方质量的认定结果不同。比如,临床诊断为"牙列缺损"的处方,如果患者接受的是口腔种植治疗,需要预防性使用抗菌药,开具抗菌药合理;如果患者接受的是传统口腔修复治疗,通常无须使用抗菌药,开具抗菌药属于无适应证用药。这提示医师在开具处方时需要准确规范书写临床诊断,必要时注明治疗方法。

　　为了给医师开具处方、药师点评处方、护士执行处方、药事管理部门干预不合理处方提供规范化的标准,北京大学口腔医院、空军军医大学第三附属医院联合国内近二十家口腔专科医院,共同编写了这本《口腔科处方规范及常见问题解析》。本书收集了国内近二十家口腔专科医院近几年的典型不合理处方,按照口腔治疗专业、不合理处方类型进行了分类及分析,采用理论联系实际的撰写方式完成了这本书的编写。书中内容涉及我国处方相关政策法规要求,疾病和药物治疗特点,口腔临床常用药物的适应证、用法用量及注意事项等,并对大量典型不合理处方进行问题分析,提出处方修改建议,内容丰富,实用性很强。对于口腔医师,本书能提高医师规范开具处方的能力;对于药师,能为药师审核、点评口腔专科处方提供参考;对于护士,能提升护士执行处方的水平;对于药事管理部门,能为管理部门干预不合理处方提供重要参考。另外,本书也可以作为口腔医师规范化培训的参考教材。

希望可以从规范口腔疾病处方开始,促进口腔医学从业人员安全、有效、经济用药,守护人民口腔健康!

中华口腔医学会会长

2024 年 7 月

世界卫生组织将口腔健康列为人体健康的十大标准之一。我国一直以来也非常重视国民口腔健康,在 2016 年发布的《"健康中国 2030" 规划纲要》中要求全国积极开展健康口腔等专项行动,推进健康中国建设,提高人民健康水平。

口腔疾病是在外界理化因子损害、病原侵入、牙颌面发育异常,以及系统性疾病发作等情况下出现的口腔病理现象。常见的口腔疾病包括牙体牙髓病、牙周病、口腔黏膜病、颞下颌关节疾病、口腔颌面部感染与肿瘤等,治疗时常用的有抗感染药、消炎镇痛药、局部麻醉药、激素类药及消毒防腐药等多种药物。由于口腔疾病多以医师的操作性治疗为主,药物治疗为辅,口腔医师对药物使用的重视程度较低,口腔疾病药物治疗的标准和指南制定进展缓慢,用药规范性亟须提高。随着口腔医学领域对合理用药重视程度的提升,各种新药、新疗法不断推出,规范口腔疾病药物治疗行为迫在眉睫。

为提升口腔疾病药物治疗水平和医疗质量,保障患者用药安全,本书收集了全国近二十家口腔专科医院的大量真实处方案例,通过对口腔疾病药物治疗特点的介绍、对真实处方问题的分析及建议,贴合实际地指导口腔医师开具处方、护理人员执行处方、药师审核处方。作为一本参考书,本书还可以作为口腔医师规范化培训的参考教材。

全书分为三部分,第一部分主要介绍我国处方书写规范、口腔疾病处方特点及书写注意事项;第二部分采用理论结合案例的方式,按照口腔常见疾病及治疗分类简要叙述临床用药特点,展示临床真实处方案例,并从理论知识及临床实践两方面对问题进行分析,同时提出干预建议;第三部分为附录,按照口腔临床常用药物的药理作用类别,介绍了口腔门(急)诊常用药物的适应证、用法用量及注意事项等内容。

限于编者的学识和水平,书中难免有不足甚至错误,真诚欢迎医药学专家及广大读者给予指正。作为口腔药学的一线从业人员,衷心希望能有更多的医药学专家积极参与到口腔药学学科建设中来,提供更多口腔临床应用药物的经验和规律,推进口腔临床合理用药水平提升,守护人民口腔健康!

郑利光 冯娴

2024 年 7 月

目 录

第二篇 口腔常见问题处方及解析

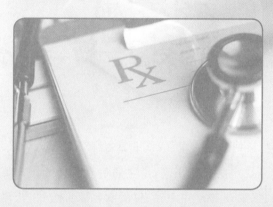

口　腔　科　处　方　规　范
及　常　见　问　题　解　析

第一篇
口腔疾病处方书写规范

为满足人民对健康生活的强烈需求,我国长期以来不断深入开展医药卫生体制改革,持续推进健康中国建设。口腔疾病发病率高,严重影响着我国人民的健康水平。口腔疾病多以医师的操作性治疗为主,以药物治疗为辅,但随着口腔舒适化、快速康复等治疗理念的不断发展,药物治疗在口腔疾病治疗中的地位正在不断提升。

我国把药品分为处方药和非处方药。处方药是指凭执业医师和执业助理医师处方方可购买、调配和使用的药品;非处方药是指由国务院药品监督管理部门公布的,不需要凭执业医师和执业助理医师处方,消费者可以自行判断、购买和使用的药品。为保障人民用药安全,促进合理用药,近年来国家卫生健康委多次强调指出,医疗机构要加强处方审核调剂,加大处方点评力度。

第一章 处方书写规范

处方权与处方调剂资格

我国《处方管理办法》(卫生部令第 53 号)规定,处方是指由注册的执业医师和执业助理医师(以下简称医师)在诊疗活动中为患者开具的、由取得药学专业技术职务任职资格的药学专业技术人员(以下简称药师)审核、调配、核对,并作为患者用药凭证的医疗文书。处方包括医疗机构病区用药医嘱单。

一、处方内容

(一)前记

前记包括医疗机构名称、费别,患者姓名、性别、年龄、门诊或住院病历号,科别或病区和床位号、临床诊断、开具日期等。可添列特殊要求的项目。

麻醉药品和第一类精神药品处方还应当包括患者身份证明编号,代办人姓名、身份证明编号。

(二)正文

正文以 Rp 或 R(拉丁文 Recipe "请取"的缩写)标示,分列药品名称、剂型、规格、数量、用法、用量。

(三)后记

后记包括医师签名或加盖专用签章,药品金额及审核、调配,核对、发药药师签名或加盖专用签章。

二、处方颜色

1. 普通处方的印刷用纸为白色。

2. 急诊处方印刷用纸为淡黄色,右上角标注"急诊"。

3. 儿科处方印刷用纸为淡绿色,右上角标注"儿科"。

4. 麻醉药品和第一类精神药品处方印刷用纸为淡红色,右上角标注"麻、精一"。

5. 第二类精神药品处方印刷用纸为白色,右上角标注"精二"。

三、处方权的获得

(一)普通药品处方权

1. 根据规定,经注册的执业医师在执业地点取得相应的处方权。

2. 经注册的执业助理医师在医疗机构开具的处方,应当经所在执业地点执业医师签名或加盖专用签章后方有效;若经注册的执业助理医师在乡、民族乡、镇、村的医疗机构独立从事一般的执业活动,可以在注册的执业地点直接取得相应的处方权。

3. 试用期人员开具处方,应当经所在医疗机构有处方权的执业医师审核,并签名或加盖专用签章后方有效。

4. 进修医师由接收进修的医疗机构对其胜任本专业工作的实际情况进行认定后授予相应的处方权。

5. 医师应当在注册的医疗机构签名留样或专用签章备案后,方可开具处方。

(二)有特殊规定的药品处方权

根据我国现行法规和制度要求,目前对处方权有特殊规定的药品包括抗菌药物、麻醉药品和第一类精神药品、中成药和中药饮片、抗肿瘤药物。另外,长期处方的处方权也有更具体的规定。随着国家对药品的日益精细化管理,有特殊规定的药品会逐渐增多。这些药品处方权的获得,除须满足上述普通药品处方权的规定外,还应分别满足如下条件。

1. 抗菌药物 根据《抗菌药物临床应用管理办法》(卫生部令第 84 号),抗菌药物实行分级管理,分为特殊使用级、限制使用级和非限制使用级三类,分级管理目录由各省级卫生行政部门制定。

医师要获得抗菌药物处方权,应经过相应的培训和考核。二级以上医院医师经本机构培训并考核合格后,方可获得相应的处方权;其他医疗机构依法享有处方权的医师、乡村医生,由县级以上地方卫生行政部门组织相关培训、考核,经考核合格的,授予相应的抗菌药物处方权。

具有高级专业技术职务任职资格的医师,可授予特殊使用级抗菌药物处方权。

具有中级以上专业技术职务任职资格的医师,可授予限制使用级抗菌药物处方权。

具有初级专业技术职务任职资格的医师,在乡、民族乡、镇、村的医疗机构独立从事一般执业活动的执业助理医师及乡村医生,可授予非限制使用级抗菌药物处方权。

2. 麻醉药品和第一类精神药品 医疗机构应当按照有关规定,对本机构执业医师进行麻醉药品和精神药品使用知识和规范化管理的培训。医师经考核合格后,取得麻醉药品和第一类精神药品的处方权。

医师不得为自己开具麻醉药品和第一类精神药品处方。

门(急)诊癌症疼痛患者与中、重度慢性疼痛患者需要长期使用麻醉药品和第一类精神药品的,首诊医师应当亲自诊查患者,建立相应的病历,要求其签署《知情同意书》。

病历中应当留存下列材料复印件。

(1)二级以上医院开具的诊断证明。

(2)患者户籍簿、身份证或其他相关有效身份证明文件。

(3)为患者代办人员身份证明文件。

3. 中成药和中药饮片 根据《关于印发第一批国家重点监控合理用药药品目录(化药及生物制品)的通知》(国卫办医函〔2019〕558号)作出以下规定。

(1)经注册的中医类别医师,可获得中成药和中药饮片处方权。

(2)取得省级以上教育行政部门认可的中医、中西医结合、民族医学专业学历或学位的,或者参加省级中医药主管部门认可的2年以上西医学习中医培训班(总学时数不少于850学时)并取得相应证书的,或者按照《传统医学师承和确有专长人员医师资格考核考试办法》有关规定跟师学习中医满3年并取得《传统医学师承出师证书》的医师,可获得中成药和中药饮片处方权。

(3)经过不少于1年系统学习中医药专业知识并考核合格的非中医类别医师,可获得中成药处方权。

4. 抗肿瘤药物 根据《国家卫生健康委关于印发抗肿瘤药物临床应用管理办法(试行)的通知》(国卫医函〔2020〕487号),抗肿瘤药物临床应用实行分级管理,分为限制使用级和普通使用级,分级管理目录由各医疗机构自行制定。

医疗机构按照医师专业、职称、培训及考核情况、技术水平和医疗质量等条件制定规则,授予不同医师相应级别的抗肿瘤药物处方权。

5. 长期处方 根据《关于印发长期处方管理规范(试行)的通知》(国卫办医发〔2021〕17号),长期处方是指具备条件的医师按照规定,对符合条件的慢性病患者开具的处方用量适当增加的处方。对于临床诊断明确、用药方案稳定、依从性良好、病情控制平稳、需要长期药物治疗的慢性病患者,可开具长期处方。首次长期处方的开具应当由二级以上医疗机构相关专业的中级职称医师,或基层医疗卫生机构的中级职称医师开具。再次开具和边远地区的条件适当放宽。

四、处方调剂资格

(一)普通药品处方调剂资格

1. 取得药学专业技术职务任职资格的人员方可从事处方调剂工作。

2. 药师在执业的医疗机构取得处方调剂资格。

3. 具有药师以上专业技术职务任职资格的人员负责处方审核、评估、核对、发药,以及安全用药指导。从事处方审核的药师应当具有 3 年及以上门(急)诊或病区处方调剂工作经验,接受过处方审核相应岗位的专业知识培训并考核合格。

4. 药士仅能从事处方调配工作。

5. 药师签名或专用签章式样应当在本机构留样备查。

(二)有特殊规定的药品处方调剂资格

目前对处方调剂资格有特殊规定的药品包括抗菌药物、麻醉药品和第一类精神药品、抗肿瘤药物、中药饮片。这些药品处方调剂资格的获得,除须满足上述普通药品处方调剂资格的规定外,还应分别满足如下条件。

1. 调剂药师在经过相应药物临床应用知识培训并考核合格后,获得抗菌药物、麻醉药品和第一类精神药品、抗肿瘤药物的调剂资格。

2. 根据《关于印发〈医院中药饮片管理规范〉的通知》(国中医药发〔2007〕11 号),二级以上公立医院中药饮片调剂复核人员应具有主管中药师以上专业技术职务任职资格。

第二节

处方书写要求

一、处方书写一般要求

1. 患者一般情况、临床诊断填写清晰、完整,并与病历记载一致。

2. 每张处方限于一名患者的用药。

3. 字迹清楚,不得涂改;如需修改,应当在修改处签名并注明修改日期。

4. 药品名称应当使用规范的中文名称书写,没有中文名称的可以使用规范的英文名称书写;医疗机构或医师、药师不得自行编制药品缩写名称或使用代号;书写药品名称、剂量、规格、用法、用量要准确规范,药品用法可用规范的中文、英文、拉丁文或缩写体书写,但不得使用"遵医嘱""自用"等含糊不清的字句。

5. 患者年龄应当填写实足年龄,新生儿和婴幼儿写日、月龄,必要时要注明体重。

6. 西药和中成药可以分别开具处方,也可以开具一张处方,中药饮片应当单独开具处方。

7. 开具西药、中成药处方,每一种药品应当另起一行,每张处方不得超过五种药品。

8. 中药饮片处方的书写,一般应当按照"君、臣、佐、使"的顺序排列;调剂、煎煮的特殊要求注明在药品右上方,并加括号,如布包、先煎、后下等;对饮片的产地、炮制有特殊要求的,应当在药品名称之前写明。

9. 药品用法用量应当按照药品说明书规定的常规用法用量使用,特殊情况需要超剂量使用时,应当注明原因并再次签名。

10. 除特殊情况外,应当注明临床诊断。

11. 开具处方后的空白处画一斜线以示处方完毕。

12. 处方医师的签名式样和专用签章应当与院内药学部门留样备查的式样相一致,不得任意改动,否则应当重新登记留样备案。

13. 药品剂量与数量用阿拉伯数字书写。剂量应当使用法定剂量单位:重量以克(g)、毫克(mg)、微克(μg)、纳克(ng)为单位;容量以升(L)、毫升(mL)为单位;国际单位(IU)、单位(U);中药饮片以克(g)为单位。

片剂、丸剂、胶囊剂、颗粒剂分别以片、丸、粒、袋为单位;溶液剂以支、瓶为单位;软膏剂及乳膏剂以支、盒为单位;注射剂以支、瓶为单位,应当注明含量;中药饮片以剂为单位。

二、处方量

医师在开具处方时,应根据用法、用量计算处方量。

1. 处方一般不得超过7日用量;急诊处方一般不得超过3日用量;对于某些慢性病、老年病或特殊情况,处方用量可适当延长,但医师应当注明理由。

2. 长期处方的处方量一般在4周内;根据慢性病特点,病情稳定的患者适当延长,最长不超过12周。

3. 为门(急)诊患者开具的麻醉药品、第一类精神药品注射剂,每张处方为一次常用量;控缓释制剂,每张处方不得超过7日常用量;其他剂型,每张处方不得超过3日常用量。哌甲酯用于治疗儿童多动症时,每张处方不得超过15日常用量。

4. 为门(急)诊癌症疼痛患者和中、重度慢性疼痛患者开具的麻醉药品、第一类精神药品注射剂,每张处方不得超过3日常用量;控缓释制剂,每张处方不得超过15日常用量;其他剂型,每张处方不得超过7日常用量。

5. 为住院患者开具的麻醉药品和第一类精神药品处方应当逐日开具,每张处方为1日常用量。

6. 对于需要特别加强管制的麻醉药品,盐酸二氢埃托啡处方为一次常用量,仅限于二级以上医院内使用;盐酸哌替啶处方为一次常用量,仅限于医疗机构内使用。

7. 第二类精神药品一般每张处方不得超过7日常用量;对于慢性病或某些特殊情况的患者,处方用量可以适当延长,医师应当注明理由。

8. 医疗用毒性药品的处方量不得超过 1 日极量。

9. 放射性药品处方量应当严格按照国家有关规定执行。

三、处方的有效期

处方开具当日有效。特殊情况下需要延长有效期的,由开具处方的医师注明有效期限,但有效期最长不得超过 3 天。

四、处方开具的其他要求

(一)电子处方与纸质处方

随着信息化的发展,目前计算机开具、传递处方已非常普遍,可以将其称为电子处方。根据《处方管理办法》,医师利用计算机开具、传递电子处方时,应当同时打印出纸质处方,其格式与手写处方一致;打印的纸质处方经签名或加盖签章后有效。药师核发药品时,应当核对打印的纸质处方,无误后发给药品,并将打印的纸质处方与计算机传递处方同时收存备查。但随着互联网医疗时代的到来及电子签名技术的发展,真正的电子处方将逐步普及。

(二)处方用药

2022 年 3 月 1 日起施行的《中华人民共和国医师法》规定,医师应当坚持安全有效、经济合理的用药原则,遵循药品临床应用指导原则、临床诊疗指南和药品说明书等合理用药。在尚无有效或更好治疗手段等特殊情况下,医师取得患者明确知情同意后,可以采用药品说明书中未明确但具有循证医学证据的药品用法实施治疗。

对于一些特殊管理的药品,应当严格遵守有关法律、法规和规章的规定开具处方,如医疗用毒性药品、放射性药品等。麻醉药品注射剂仅限于医疗机构内使用,需要长期使用麻醉药品和第一类精神药品的门(急)诊癌症疼痛患者和中、重度慢性疼痛患者除外。

第三节

不合理处方

为提高处方质量、促进合理用药、保障医疗安全,各级医疗机构应根据《关于印发〈医院处方点评管理规范(试行)〉的通知》(卫医管发〔2010〕28 号)加强处方点评力度。处方点评前应首先对处方的合法性进行判定。处方医师和调剂药师应按照要求取得相应的资格,开具的处方应根据要求选择合适的颜色并有正确的标注。

处方点评结果分为合理处方和不合理处方,其中不合理处方包括不规范处方、用药不适宜处方及超常处方。不规范处方的发生往往是由医师的粗心或对处方格式要求不熟悉导致的,通过提醒告知一般能很快纠正。口腔各类疾病的不合理处方中,不规范处方类型有高度相似性,因此不规范处方的具体问题将在本节概括介绍,各疾病章节将不再赘述,具体判定标准如下。

一、不规范处方

有下列情况之一的,判定为不规范处方。

1. 处方的前记、正文、后记内容缺项,书写不规范或字迹难以辨认的。

点评要点:处方的前记、正文、后记任何一项未填写;书写位置与格式不正确,字迹潦草,难以识别。

2. 医师签名、签章不规范,或者与签名、签章的留样不一致的。

3. 药师未对处方进行适宜性审核的(处方后记的审核、调配、核对、发药栏目无审核调配药师及核对发药药师签名,或者单人值班调剂未执行双签名规定)。

4. 新生儿、婴幼儿处方未写明日、月龄的。

点评要点:新生儿、婴幼儿写日、月龄,必要时注明体重。从出生到 1 个月用日龄表示,如 16 天;大于 1 个月、小于 12 个月用月龄表示,如 6 个月;大于 1 岁、小于 3 岁用年龄加月龄表示,如 2 岁 5 个月;体质弱、体重轻的要写明体重。

5. 西药、中成药与中药饮片未分别开具处方的。

点评要点:西药与中成药可分开开具处方,也可开具一张处方;中药饮片应单独开具处方。

6. 未使用药品规范名称开具处方的。

7. 药品的剂量、规格、数量、单位等书写不规范或不清楚的。

8. 用法、用量使用"遵医嘱""自用"等含糊不清字句的。

9. 处方修改未签名并注明修改日期,或药品超剂量使用未注明原因和再次签名的。

10. 开具处方未写临床诊断或临床诊断书写不全的。

点评要点:除特殊情况外,每张处方应该注明临床诊断,对于诊断不明的可以标注可能的诊断待查,对于有合并症需要用药治疗的,临床诊断中应注明合并症。特殊情况指注明临床诊断对个别患者治疗不利,或涉及患者隐私的情况。临床诊断不得使用"咨询""开药"等字句。

11. 单张门(急)诊处方超过五种药品的。

12. 无特殊情况下,门诊处方超过 7 日用量,急诊处方超过 3 日用量,慢性病、老年病或特殊情况下需要适当延长处方用量未注明理由的。

点评要点:医师应根据药品用法用量计算处方量,对于行动不便患者或肿瘤患者的辅助用药、外地患者当地无此药等特殊情况,处方量一般不得超过 30 日用量,医师应在处方上注明理由;慢性病、老年病等患者按照长期处方有关规定开具处方,最长不超过 3 个月用量。对于门诊普通药品,当处方量小于药品一个最小包装量时,可以开具最小包装量。如某药厂生产的阿莫西林胶囊最小包装规格为每盒 24 粒,且医院仅有该品种的这一个品规,医师为侵袭性牙周炎患者开具该品规阿莫西林胶囊,用法用量为每日 3 粒,疗程 7 天。该患者 7 日用量为 21 粒,由于该品规药品最小包装为 24 粒,医师开具的处方不得不超过 7 天用量,所以该处方为合理处方。

13. 开具麻醉药品、精神药品、医疗用毒性药品、放射性药品等特殊管理药品处方未执行国家有关规定的。

14. 医师未按照抗菌药物临床应用管理规定开具抗菌药物处方的。

点评要点:此类情况包括医师未按照抗菌药物分级管理办法及权限规定履行规定程序,存在越权使用抗菌药物的情况。

15. 中药饮片处方药物未按照"君、臣、佐、使"的顺序排列,或未按要求标注药物调剂、煎煮等特殊要求的。

点评要点:除以上要求外,开具的中药饮片应体现辨证论治和配伍原则,中医诊断应包括病名和证型(病名不明确的可不写病名)。

二、不适宜处方

有下列情况之一的,判定为用药不适宜处方。

1. 适应证不适宜的。

点评要点:适应证指药物根据其用途,采用准确的表述方式,明确用于预防、治疗、诊断、缓解及辅助治疗某种疾病或症状。在制订治疗方案和开具处方时,药物的适应证应与患者病理、病因、病情、临床诊断相符合。适应证不适宜指处方开具药品的适应证与临床诊断或病情不符。如诊断为疱疹性唇炎,开具红霉素乳膏;腮腺囊肿切除术预防感染选用头孢西丁,未选用指导原则推荐首选的第一、第二代头孢菌素类抗菌药物。

2. 遴选的药品不适宜的。

点评要点:"遴选的药品不适宜"是指患者有使用某类药物的指征,但选用的药物对老年、儿童、孕妇等特殊人群,以及肝、肾功能不全患者,存有潜在的不良反应或安全隐患等情况,包括违反药物禁忌证、规格选用不当造成浪费、处方药品与患者疾病轻重程度不符、药品浓度和溶媒选择不适宜等情况。例如为高血压的智齿拔除患者开具阿替卡因肾上腺素注射液局部麻醉;瑞芬太尼用于全麻手术,经计算手术用量不超过 1mg,在医疗机构有 1mg 规格情况下,给患者开具 2mg 规格的药品,造成浪费。

3. 药品剂型或给药途径不适宜的。

4. 无正当理由不首选国家基本药物的。

点评要点："无正当理由"可理解为缺乏最新的指导原则和治疗指南推荐、缺乏相应的药物治疗学基础及循证医学证据等情况。

5. 用法、用量不适宜的。

6. 联合用药不适宜的。

点评要点：产生拮抗作用的药物联合使用；联用后加重药物不良反应的；联用后减弱或过度增强药物治疗作用的；不需联合用药而采用联合用药的情况。

7. 重复用药的。

点评要点：成分相同但商品名或剂型不同的药物合用，单一成分及其含有该成分的复方制剂合用，以及不同医师为患者同时开具两种以上药理作用相同的药物。例如为牙周炎患者开具了复方氯己定含漱液和甲硝唑口颊片，而复方氯己定含漱液的主要成分包括氯己定和甲硝唑，与甲硝唑口颊片主要成分相同，应判定为"重复用药"。

8. 有配伍禁忌或不良相互作用的。

点评要点：配伍禁忌是指两种或两种以上药物联合使用时发生的可见或不可见的物理或化学变化，如出现沉淀或变色，导致药物疗效降低。为便于点评结果归类，将存在不良相互作用的均判定为联合用药不适宜。

9. 其他用药不适宜的情况。

三、超常处方

有下列情况之一的，判定为超常处方。

1. 无适应证用药。

点评要点：无适应证用药的实质是"滥用药物"，即无用药指征而开具处方使用药物的现象，甚至是患者无须用药而开的情况。如诊断为牙周炎，开具胸腺肽注射液。

2. 无正当理由开具高价药的。

3. 无正当理由超说明书用药的。

点评要点：医师在诊治某位患者的某种疾病时，发现目前尚无有效或更好的治疗手段，在取得患者明确知情同意后，可以采用药品说明书中未明确但具有循证医学证据的药品用法实施治疗。除此之外的超说明书用药应判定为"无正当理由超说明书用药"。

4. 无正当理由为同一患者同时开具两种以上药理作用相同药物的。

点评要点：未按照药品临床应用指导原则、临床诊疗指南和药品说明书等，在同一处方中开具药理作用相同的药物。如化疗后为预防呕吐，给患者同时开具昂丹司琼和托烷司琼两种 5- 羟色胺 3（5-HT$_3$）受体拮抗剂。

（冯　斌）

参考文献

1. 中华人民共和国卫生部. 处方管理办法：中华人民共和国卫生部令第 53 号. (2007-02-24)[2022-09-13]. https://www. gov. cn/flfg/2007-03/13/content_549406. htm.
2. 中华人民共和国国务院. 麻醉药品和精神药品管理条例：中华人民共和国国务院令第 442 号. (2016-02-06)[2022-09-13]. https://flk. npc. gov. cn/detail2. html? ZmY4MDgwODE2ZjNjYmIzYzAxN mY0MTIyZTEyZTE5NTQ%3D.
3. 中华人民共和国卫生部. 抗菌药物临床应用管理办法：中华人民共和国卫生部令第 84 号. (2012-04-24) [2022-09-13]. http://www. nhc. gov. cn/wjw/c100022/202201/8fcae32c3f1f467eb795ee816e2387d6. shtml.
4. 国家卫生健康委员会，国家中医药管理局，中央军委后勤保障部. 医疗机构处方审核规范：国卫办医发〔2018〕14 号. (2018-06-29)[2022-09-13]. http://www. nhc. gov. cn/yzygj/s7659/201807/de5c7c91 16b547af819f825b53741173. shtml.
5. 中华人民共和国卫生部. 医院处方点评管理规范 (试行)：卫医管发〔2010〕28 号. (2010-02-10) [2022-09-13]. http://www. nhc. gov. cn/yzygj/s3590/201810/6103f922f61440d1b48ba1571b6b6b72. shtml.
6. 国家中医药管理局，中华人民共和国卫生部. 医院中药饮片管理规范：国中医药发〔2007〕11 号. (2007-03-12)[2022-09-13]. http://www. nhc. gov. cn/wjw/gfxwj/201304/87f941d5480e48c7a14952 cd67617846. shtml.
7. 中华人民共和国卫生部. 卫生部办公厅关于转发《北京市医疗机构处方专项点评指南 (试行)》的通知：卫办医管函〔2012〕1179 号. (2012-12-26)[2022-09-13]. http://www. nhc. gov. cn/yzygj/s3590/201 212/93a34b9643bc47c5acf138228c69a60e. shtml.

第二章 口腔疾病处方特点及书写注意事项

第一节

口腔疾病处方特点

口腔疾病处方通常有以下特点。

（一）医师个体化用药水平有待提高

药物治疗在大部分口腔疾病中只起辅助作用,并且由于口腔医师对药物治疗的重视程度不够,在药物知识的学习和掌握上存在不足,所以很难做到为患者个体化用药。比如口腔医师经常开具阿莫西林,但很少有医师知道需要调整肾功能不全患者的给药剂量,以及如何调整剂量。

（二）超说明书用药处方较多

由于口腔疾病存在危急症少、个体对疾病耐受性高及自限性等特点,口腔疾病防治药物研发相对落后,可选的已上市药品有限;另外,药品说明书变更需要经过国家药品监督管理部门审批,需要耗费人财物等资源,部分口腔专科药品生产企业对药品说明书内容更新积极性不高,导致部分药品说明书内容相对滞后于临床实践,所以超说明书用药情况较为普遍。为满足疾病治疗,医师往往不得不选择超说明书用药。比如治疗口腔念珠菌病时选择将碳酸氢钠片制备成 3%~4% 的溶液用于漱口。

（三）部分处方用药合理性难以评价

查阅现有资料可以发现,关于口腔疾病治疗的循证医学研究仍明显不足,导致许多口腔疾病缺乏规范治疗方案,临床上疾病的治疗用药随意性大。由于处方用药合理性评判缺乏依据,所以结果判定困难。比如牙种植术选用何种抗菌药物预防感染、预防性使用疗程多久,目前国内尚无指南规范,临床上处方用药不一,难以评价其合理性。

（四）国家基本药物使用不足

国家基本药物是适应我国基本医疗卫生需求,剂型适宜,价格合理,能够保障供应,公众可公平获得的药品。由于对药物认识不足等问题,我国口腔疾病治疗中国家基本药物的使用比例明显不足。比如预防和治疗厌氧菌感染应首选国家基本药物甲硝唑口服制剂,但部分医师会选用奥硝唑口服制剂;拔牙术后镇痛应首选国家基本药物布洛芬口服制剂,但部分医师会选用洛索洛芬口服制剂;预防头颈部手术部位感染应首选第一、第二代头孢菌素类抗菌药物,但部分医师会选用头孢西丁、克林霉素等。

(五)处方中临床诊断不完整问题突出

部分院校的口腔医学生在学历教育中缺少处方书写方面知识的系统性学习,步入工作岗位后也缺乏这方面的指导。随着国家医保支付方式的改革,规范的临床诊断对医疗机构成本控制和效益提升也起着非常重要的作用,尽快规范临床诊断刻不容缓。药师在审核处方时,需要从处方中获得足够多的信息以判断处方的合理性,而临床诊断不规范对药师审核处方造成很大困扰,也会加大患者用药风险。同一个口腔疾病临床诊断的不同处理方式或处理阶段的药物治疗选择会有差别,但口腔医师开具的处方中临床诊断书写不全或不准确比较普遍,导致口腔科处方中存在大量临床诊断不规范问题。例如临床诊断为阻生牙,开具阿替卡因肾上腺素注射液。因阻生牙的处理方式包括继续观察、牙拔除术等,其中牙拔除术可能会发生术后感染,或者感觉异常等,而临床诊断仅为阻生牙,未明确处理方式、治疗阶段、伴发疾病和症状,药师在审核该处方时无法判断该药物使用是否合理。另如临床诊断为错𬌗畸形,开具利多卡因乳膏。虽然错𬌗畸形矫治过程有发生创伤性溃疡的可能,发生后可以选用利多卡因乳膏治疗,但是从该处方的临床诊断中无法获得相关信息,因此建议补充诊断。

(六)开具中成药的处方缺少中医诊断

根据《国家中医药管理局关于印发中药处方格式及书写规范的通知》(国中医药医政发〔2010〕57号)规定,医师开具中药处方时,应当以中医药理论为指导,体现辨证论治和配伍原则,处方应有包括病名和证型的中医诊断(病名不明确的可不写病名)。由于口腔黏膜病病因复杂,西药可选药物和治疗效果有限,所以中成药便成为临床常用药品。但口腔黏膜病医师大部分为口腔医学专业背景,未曾接受过系统性中医药相关知识学习或培训,在治疗疾病开具处方时无法做到辨证论治,处方中往往仅包括西医诊断,在使用中成药时不合理用药现象比较普遍。

(七)处方药物涉及种类少,处方合理率容易提高

在口腔常见疾病的诊疗过程中,常用药物包括抗菌药物、局部麻醉(简称局麻)药物、糖皮质激素、镇痛药及局部消毒防腐药等,且临床实践中选用的具体品种相对简单。如抗菌药物中常用的是β-内酰胺类和硝基咪唑类,局部麻醉药主要选用的是利多卡因、阿替卡因和甲哌卡因,镇痛药以非甾体抗炎药布洛芬为主。由于选用药物品种少,掌握这些药物知识相对容易,所以要想保证口腔疾病绝大多数处方合理是容易做到的。

口腔疾病处方书写注意事项

一、提高处方合理率的举措

根据上述口腔疾病处方特点,结合相关法规要求,建议从以下五个方面提高处方合理率,保障患者用药安全。

(一)加强处方书写和审核能力培训

应该开展对口腔医师和护士的处方书写相关培训,通过处方书写要求的讲解和不合理处方的案例分析,帮助医师和护士充分掌握相关知识,减少不合理处方。对于开具中药的医师,应按照有关规定进行足够时长的中医药知识培训和学习,以获得中药处方权。同时,应加强药师口腔疾病处方审核能力培训,在发现不合理处方时及时拦截,保障患者用药安全。

(二)关注特殊人群处方用药

医师在接诊时应仔细询问现病史和既往病史,特别关注老年人、儿童、孕妇、哺乳期妇女、伴有肝肾功能异常及患有其他慢性病的特殊人群,根据患者个体情况遴选最合适的药物进行治疗。

(三)完善超说明书用药管理

医疗机构应根据相关法律法规要求,规范超说明书用药行为,确保患者知情同意,坚决避免随意超说明书用药,增大患者用药风险。完善超说明书用药管理,既是对患者用药安全的保护,也是对医师执业安全的保护。

(四)落实处方前置审核要求

由于医师和药师业务水平与责任心的差异,人工审核处方难免存在缺漏。《医疗机构处方审核规范》第四条规定:"所有处方均应当经审核通过后方可进入划价收费和调配环节,未经审核通过的处方不得收费和调配。"因此,医疗机构应尽快通过信息化手段实现处方前置审核。同时也应落实处方点评制度,对处方审核中发现的问题及时分析,并反馈给医师,尽可能减少不合理处方。

(五)提高药学服务主动性

药师除为患者提供用药咨询、药学门诊等服务外,也应尽可能加入临床诊疗团队中,主动在临床开展处方书写知识培训,与医师和护士共同为患者,尤其是特殊人群,制订药物治疗方案,全方位保障患者用药安全。另外,医师在处方过程中有任何疑问,也应向药学部门积极咨询,将不合理处方消除在开具阶段。

二、处方书写注意事项

在处方书写过程中应该重点关注以下七点。

1. 处方类型　医师开具处方时,应首先正确选择合适的处方类型,如普通处方、儿科处方、麻醉药品和第一类精神药品处方。

2. 患者基本信息　医师应确认科室、姓名、性别、年龄(新生儿和婴幼儿写日、月龄,治疗药物在根据体重计算时要注明体重),麻醉药品、第一类精神药品处方还需要填写患者身份证号和代办人姓名及身份证号。

3. 临床诊断　应填写规范的临床诊断,必要时填写伴随症状,且与病历记载相一致,避免出现"咨询""开药""临床印诊"等字样。

4. 药品　根据药品临床应用指导原则、临床诊疗指南和药品说明书等,结合患者个体特点,遴选药品,并确定合适的用法、用量及疗程。药品名称、规格、数量、用法、用量填写准确规范。剂量与数量以阿拉伯数字表示,用法、用量按实际开具,特殊情况需要超剂量使用时,应注明原因并再次签名。

5. 备注　在备注栏中说明特殊情况。例如需要皮试的药品应备注皮试结果,需要延长处方效期的应注明理由等。

6. 签字盖章　处方医师应当获得相应的处方权;医师在处方上规定的位置签字盖章;处方医师的签名式样和专用签章应当与药学部门留样备查的式样相一致。

7. 复核　医师在处方书写完成后应按照如下顺序进行复核,以保证处方的合理性。

(1)处方类型是否正确。

(2)患者基本信息是否齐全。

(3)临床诊断是否准确全面。

(4)药品选择和使用是否得当。

(5)是否需要备注。

(6)是否签字盖章。

(冯　斌)

▎参考文献

1. 中华人民共和国卫生部 . 处方管理办法:中华人民共和国卫生部令第 53 号 . (2007-02-24)[2022-09-13]. https://www. gov. cn/flfg/2007-03/13/content_549406. htm.

2. 中华人民共和国国务院. 麻醉药品和精神药品管理条例：中华人民共和国国务院令第 442 号. (2016-02-06)[2022-09-13]. https://flk. npc. gov. cn/detail2. html？ ZmY4MDgwODE2ZjNjYmIzYzAxN mY0MTIyZTEyZTE5NTQ%3D.

3. 中华人民共和国卫生部. 抗菌药物临床应用管理办法：中华人民共和国卫生部令第 84 号. (2012-04-24) [2022-09-13]. http://www. nhc. gov. cn/wjw/c100022/202201/8fcae32c3f1f467eb795ee816e2387d6. shtml.

4. 国家卫生健康委员会, 国家中医药管理局, 中央军委后勤保障部. 医疗机构处方审核规范：国卫办 医发〔2018〕14 号. (2018-06-29)[2022-09-13]. http://www. nhc. gov. cn/yzygj/s7659/201807/de5c7c91 16b547af819f825b53741173. shtml.

5. 中华人民共和国卫生部. 医院处方点评管理规范 (试行): 卫医管发〔2010〕28 号. (2010-02-10) [2022-09-13]. http://www. nhc. gov. cn/yzygj/s3590/201810/6103f922f61440d1b48ba1571b6b6b72. shtml.

6. 国家中医药管理局, 中华人民共和国卫生部. 医院中药饮片管理规范：国中医药发〔2007〕11 号. (2007-03-12)[2022-09-13]. http://www. nhc. gov. cn/wjw/gfxwj/201304/87f941d5480e48c7a14952 cd67617846. shtml.

7. 国家中医药管理局. 中药处方格式及书写规范：国中医药医政发〔2010〕57 号. (2010-10-20)[2022-09-13]. http://www. natcm. gov. cn/yizhengsi/gongzuodongtai/2018-03-24/3056. html.

第二篇
口腔常见问题处方及解析

第一章 牙体牙髓病

第一节

牙体牙髓病概述

一、牙体牙髓病定义

牙体牙髓病是指发生于牙体硬组织和牙髓组织的一些相关疾病,包括龋病、非龋性牙体损伤、牙发育异常、牙髓病和根尖周病等。此类疾病如果得不到及时治疗,可引起根尖周组织、颌骨及邻近组织的损害,形成的慢性根尖周炎;还可能作为病灶,引起全身其他远隔器官的牙源性病灶感染。

二、牙体牙髓病类型

牙体牙髓病包括龋病、牙体硬组织非龋性疾病(牙发育异常、牙慢性损伤、牙外伤、牙本质敏感症、牙根外吸收、牙着色)、牙髓病和根尖周病等。

三、牙体牙髓病治疗

(一)龋病的治疗

龋病是在以细菌为病原体的多种因素参与下,发生在牙体硬组织的慢性进行性破坏性疾病。龋病发病广泛,根据龋洞所在位置,可分为浅龋、中龋和深龋。目前临床上采用控制牙菌斑、使用氟化物、限制含糖食品、增强宿主抗龋力,以及常规防龋措施等控制龋病。

(二)牙本质敏感症的治疗

牙本质敏感症是指牙面暴露的牙本质部分受到机械、化学或温度刺激时,产生的一种特殊的酸、软、疼痛的症状。本病不是一种独立的疾病,而是多种牙体疾病共有的一种症状。对于症状较轻、敏感区广泛或位于龈下者,可首选脱敏剂,如抗牙本质敏感牙膏或漱口液等;

中重度患者,由医师使用药物脱敏治疗或激光治疗;长期不愈的重症患者,必要时采取有创性的治疗如根管治疗等。

(三)牙根外吸收的治疗

牙根外吸收是指牙根表面发生的进行性病理性吸收。该病多在 X 线检查时发现,可引起牙的不可逆性损伤,严重者甚至可引起牙丧失。防治原则:①正确及时处理外伤牙,可防止外吸收的发生;②根管治疗时,根管内封氢氧化钙制剂或用含氢氧化钙的根充糊剂,可防止牙根外吸收的发生和发展;③除去压迫因素,如调整咬合、拔除埋伏牙、摘除肿瘤,可使外吸收停止;④牙颈部的外吸收,可在相应的牙周或牙髓治疗后充填或修复。

(四)牙着色的治疗

牙着色根据病因不同,可分为内源性着色牙和外源性着色牙。内源性着色牙包括局部因素造成的个别牙变色和全身因素引起的多颗牙或全口牙变色,如四环素牙、氟牙症等。外源性着色牙是牙外表着色,与生活习惯有关,如食物、饮料或烟草引起的着色;某些口腔用药物也可引起着色,如氟化亚锡、氯己定等。防治原则:①牙体牙髓病治疗过程中预防牙变色。②已治疗的无髓牙变色,漂白法脱色增白;脱色效果不佳者,用复合树脂直接贴面或做桩冠修复。③保持口腔卫生,正确刷牙,每日早晚 2 次,注意要刷净各个牙面。④已有外源性色素沉积的各个牙面用洁治术清除,注意术后抛光。

(五)牙髓病的治疗

临床各型牙髓病以牙髓炎最为常见。成人牙髓病临床分型,主要有可复性牙髓炎、不可复性牙髓炎(包括急性牙髓炎、慢性牙髓炎、残髓炎和逆行性牙髓炎)、牙髓钙化、牙髓坏死、牙内吸收。治疗牙髓病的原则是保存活髓或保存患牙。治疗措施:①保存活髓,即去除病源,护髓安抚。②保存患牙,即摘除牙髓,引流止痛,缓解急症;消除感染源,杜绝再感染。③修复牙体缺损,恢复患牙的形态和功能。

(六)根尖周病的治疗

根尖周病是指发生于根尖周围组织的炎症性疾病,又称根尖周炎。在我国,根尖周炎的临床类型可分为:①急性根尖周炎,包括急性浆液性根尖周炎(浆液期)和急性化脓性根尖周炎(根尖周脓肿、骨膜下脓肿、黏膜下脓肿);②慢性根尖周炎,包括根尖周肉芽肿、慢性根尖周脓肿、根尖周囊肿、根尖周致密性骨炎。

急性根尖周炎的治疗原则:①开髓,清除根管内容物,疏通根管,引流根尖炎症渗出物。②评估患牙的可保留性,根据诊断和下一步治疗方案做不同处置。如患牙可保留,在开通根管并初步清创后,最好不要外敞于口腔中。浆液期患牙可于根管预备后封抑菌、抗炎消毒药物;根尖周脓肿患牙可在髓腔封药的同时进行根尖部环钻术引流,无条件者可短暂开放引流;骨膜下脓肿和黏膜下脓肿患牙在髓腔内封药的同时需要做脓肿切开引流,待急性症状缓解后,予以根管治疗。如患牙不能保留,则开放髓腔,待急性症状缓解后予以拔除。③适当调𬌗,全身应用抗菌药物和非甾体抗炎药,必要时给予全身支持疗法。

慢性根尖周炎的治疗原则:①首选根管治疗;②有窦型慢性根尖周炎患牙在根管预备后,需要行根管封药,以彻底清除根管系统的感染,待窦道口闭合后再行根管充填;③较大的根尖周病变,尤其是根尖周囊肿患牙,在根管治疗的基础上有时还需要做根尖手术;④根尖周致密性骨炎的患牙,如果有牙髓炎或牙髓坏死,经完善的根管治疗后,X线片的影像可恢复正常;⑤根管治疗后,择期进行牙冠的修复,可根据剩余牙体组织的量选择复合树脂直接粘接修复,嵌体修复,或全冠、桩核冠修复;⑥无法完成根管治疗、根尖周病变顽固不愈或牙体组织破坏严重且不足以修复的患牙,应予以拔除。

牙体牙髓病用药原则及特点

牙体牙髓病常用局部药物有防龋药、抗牙本质敏感药、牙漂白药、盖髓术药、牙髓切断术药和根管治疗药等。一般由医师将药物直接置于牙面或根管内,使药物直接在局部发挥作用,在诊室操作完成。牙髓炎、根尖周炎等炎症控制不佳时,也会选用抗菌药物、非甾体抗炎药全身给药,必要时给予全身支持疗法。局部麻醉药、含漱液、口含片等口腔专科常用药在牙体牙髓病治疗中的应用也较为常见。

牙体牙髓病常见问题处方及解析

一、适应证不适宜

案 例 1

【处方描述】

患者信息:男,26岁。

临床诊断:牙髓炎。

处方内容：

葡萄糖注射液　20mL∶10g×2支　20g　即刻　口服

【处方问题】适应证不适宜。

【问题分析】牙髓炎是发生于牙髓组织的炎性病变,通常采用盖髓术、牙髓切断术和根管治疗术等方法进行治疗,有时会配合使用抗菌药物和消炎镇痛药以控制炎症、缓解临床症状。葡萄糖注射液(20mL∶10g)的主要功效是补充能力和体液,适用于低血糖症和高钾血症。个别低血糖患者可能在口腔临床治疗中因紧张、恐慌等而出现晕厥,需要使用葡萄糖,但本处方临床诊断中并未提及。牙髓炎不属于葡萄糖注射液的适应证范围,该处方属于适应证不适宜。

【干预建议】建议停用葡萄糖注射液,如患者确有必要使用,应补充临床诊断。

案　例　2

【处方描述】

患者信息：男,51岁。

临床诊断：牙隐裂。

处方内容：

蒲地蓝消炎胶囊　0.4g×96粒　2g　每日4次　口服

【处方问题】适应证不适宜。

【问题分析】蒲地蓝消炎胶囊功能主治为清热解毒、抗炎消肿,适用于疖肿、腮腺炎、咽炎、淋巴结炎、扁桃体炎等。患者的临床诊断为牙隐裂,表现为牙冠表面的非生理性细小裂纹,临床治疗多以口腔操作治疗为主。较深的牙隐裂可达牙本质深层,伴有慢性牙髓炎症状,有时也可急性发作,此时可考虑使用清热解毒、抗炎消肿类药物缓解症状,但本处方临床诊断中并未提及此类临床症状。牙隐裂不符合蒲地蓝消炎胶囊适应证范围,该处方属于适应证不适宜。

【干预建议】建议停用蒲地蓝消炎胶囊,如患者确有必要使用,应补充临床诊断。

案　例　3

【处方描述】

患者信息：女,27岁。

临床诊断：龋病。

处方内容：

奥硝唑分散片　0.25g×24片　0.5g　每日2次　口服

【处方问题】适应证不适宜。

【问题分析】龋病是一种在以细菌为主要病原体的多因素作用下,发生在牙体硬组织的慢性进行性破坏性疾病。对于尚未形成龋洞的早期龋,可通过去除病原物质、改变局部环境和再矿化的方法处理;对于已形成龋洞的病损,则由医师修复处理。奥硝唑是第三代硝基咪唑类衍生物,奥硝唑分散片适用于敏感原生动物和厌氧菌引起的感染,以及预防各种手术后的厌氧菌感染,但对牙体硬组织起不到抗菌作用,对龋病无治疗作用。龋病不符合奥硝唑分散片适应证范围,该处方属于适应证不适宜。

【干预建议】建议停用奥硝唑分散片,如患者确有必要使用,应补充临床诊断。

案 例 4

【处方描述】

患者信息:女,66 岁。

临床诊断:牙列缺损。

处方内容:

头孢克洛胶囊　0.25g×20 粒　0.25g　每 8 小时 1 次　口服

【处方问题】适应证不适宜。

【问题分析】头孢克洛胶囊适用于敏感菌所致呼吸系统、泌尿系统、耳鼻咽喉及皮肤、软组织的感染等。牙列缺损是指部分牙缺失导致的恒牙牙列不完整,通常采用人工替代材料修复的方法来进行治疗。考虑到牙列缺损可能会使牙周组织发生改变,出现牙周袋、牙周创伤等临床症状,必要时也可使用抗菌药物,但本处方临床诊断中并未提及。牙列缺损不符合头孢克洛胶囊适应证范围,该处方属于适应证不适宜。

【干预建议】建议停用头孢克洛胶囊,如患者确有必要使用,应补充临床诊断。

二、遴选药品不适宜

案 例 5

【处方描述】

患儿信息:男,2 岁。

临床诊断:51 冠根折。

处方内容:

盐酸甲哌卡因/肾上腺素注射液　1.8mL×1 支　0.7mL　立即　局部注射

【处方问题】遴选药品不适宜。

【问题分析】患儿临床诊断为冠根折,治疗中常需要使用局部麻醉药,有使用局部麻醉药的指征。盐酸甲哌卡因是一种酰胺类局部麻醉剂,加入肾上腺素注射液可减缓盐酸甲哌卡因在人体内的代谢速度,以确保麻醉时间和效果,并在一定程度上减少用量。盐酸甲哌卡因/肾上腺素注射液适用于口腔治疗中的局部浸润麻醉,但其说明书明确规定"本品不适用于4岁以下儿童"。由于患儿年龄为2岁,所以该处方属于遴选药品不适宜。

【干预建议】建议停用盐酸甲哌卡因/肾上腺素注射液,医师可以开具其他适用于患儿的药物,如盐酸利多卡因注射液。

三、药品剂型或给药途径不适宜

案 例 6

【处方描述】

患者信息:男,20岁。

临床诊断:慢性根尖周炎。

处方内容:

灭菌注射用水   500mL×1瓶   500mL   即刻   注射

【处方问题】给药途径不适宜。

【问题分析】灭菌注射用水的适应证为注射用灭菌粉末的溶剂、注射液的稀释剂或各科内腔镜手术冲洗剂。在慢性根尖周炎治疗中,可使用灭菌注射用水进行冲洗,以清洁口腔。本处方中用法为注射,属于给药途径不适宜。

【干预建议】建议将灭菌注射用水的用法由"注射"修改为"口腔冲洗"。

案 例 7

【处方描述】

患者信息:男,68岁。

临床诊断:根尖周炎。

处方内容:

盐酸米诺环素软膏   0.5g×1支   0.5g   即刻   取药用

【处方问题】给药途径不适宜。

【问题分析】盐酸米诺环素软膏可改善对盐酸米诺环素敏感的牙龈卟啉单胞菌、中间普氏菌、产黑色素普氏菌、啮蚀艾肯菌、具核梭杆菌、伴放线菌团聚杆菌所致牙周炎(慢性牙周炎)的各种症状。具体用法为"洁治或龈下刮治后,将软膏注满患部牙周袋内"。本处方用法为取药用,未注明具体使用方法,属于给药途径不适宜。

【干预建议】建议将盐酸米诺环素软膏的用法修改为"注入牙周袋内"。

四、用法、用量不适宜

案 例 8

【处方描述】

患者信息:男,58 岁。

临床诊断:牙髓炎。

处方内容:

布洛芬缓释胶囊　0.3g×20 粒　0.3g　每日 3 次　口服

【处方问题】用法、用量不适宜。

【问题分析】布洛芬缓释胶囊适用于缓解轻至中度疼痛,例如头痛、关节痛、偏头痛、牙痛、肌肉痛、神经痛、痛经,可以缓解牙髓炎症引起的疼痛症状。说明书规定其用法用量为"口服。成人,一次 1 粒,一日 2 次(早晚各一次)"。本处方给药频次为每日 3 次,属于用法、用量不适宜。

【干预建议】建议将布洛芬缓释胶囊的给药频次由"每日 3 次"修改为"每日 2 次"。

案 例 9

【处方描述】

患儿信息:男,11 岁。

临床诊断:16 牙髓炎、85 龋坏。

处方内容:

阿替卡因肾上腺素注射液　1.7mL×1 支　1.7mL　每周 1 次(周一)　局部注射

【处方问题】用法、用量不适宜。

【问题分析】阿替卡因肾上腺素注射液是口腔用局部麻醉剂,特别适用于涉及切骨术及黏膜切开的外科手术过程,给药频次为治疗时即刻使用。本处方给药频次为每周 1 次(周一),属于用法、用量不适宜。

【干预建议】建议将阿替卡因肾上腺素注射液的给药频次由"每周 1 次(周一)"修改

为"即刻"。

案 例 10

【处方描述】

患者信息：男，45岁。

临床诊断：龋病、牙本质过敏。

处方内容：

浓替硝唑含漱液　200mL：0.4g×1瓶　0.004g　每日1次　含漱

【处方问题】用法、用量不适宜。

【问题分析】浓替硝唑含漱液适用于厌氧菌感染引起的龈炎、冠周炎、牙周炎等口腔疾病的辅助治疗，说明书规定的用法用量为"在50毫升温开水中加入本品2毫升，在口腔中含漱1分钟后吐弃。一日3次"。不稀释的浓替硝唑含漱液浓度较高，不宜直接使用。处方每次用量0.004g，用法不够明确具体；给药频次为每日1次，不符合规定。本处方属于用法、用量不适宜。

【干预建议】建议将浓替硝唑含漱液的用法用量修改为"取本品2mL加入50mL温开水，稀释后使用，每日3次，含漱1分钟"或"0.004g　每日1次　稀释后含漱"，具体用法由药师给予用药指导。

案 例 11

【处方描述】

患者信息：男，67岁。

临床诊断：急性牙髓炎。

处方内容：

阿莫西林胶囊	0.25g×20粒	0.5g	每日3次	口服
奥硝唑分散片	0.25g×24片	0.5g	每日4次	口服
氨酚双氢可待因片	0.5g：10mg×24片	1片	每日4次	口服

【处方问题】用法、用量不适宜。

【问题分析】奥硝唑分散片用于防止厌氧菌感染时，说明书建议成人的用法用量为每次0.5g，每日早晚各1次，老人须适量酌减。患者为67岁老人，给药频次为每日4次，频次过高。本处方属于用法、用量不适宜。

【干预建议】建议将奥硝唑分散片的给药频次修改为每日2次，单次用量可根据患者情况酌减。

案 例 12

【处方描述】

患者信息:女,65 岁。

临床诊断:急性根尖周炎。

处方内容:

阿替卡因肾上腺素注射液	1.7mL×1 支	1.7mL	即刻	局部注射
罗红霉素胶囊	0.15g×12 粒	0.15g	每日 3 次	口服
洛索洛芬钠片	60mg×24 片	60mg	每日 3 次	口服

【处方问题】用法、用量不适宜。

【问题分析】罗红霉素胶囊用于敏感菌引起的口腔炎症时,成人常用量为一次 0.15g,每日 2 次;或一次 0.30g,每日 1 次。本处方开具频次为每日 3 次,超出说明书规定。罗红霉素增加给药次数,并不能增强抗菌效果,一日内过多用药不仅浪费资源,还可能产生耐药性。本处方属于用法、用量不适宜。

【干预建议】建议将罗红霉素胶囊用法用量修改为"一次 0.15g,每日 2 次"或"一次 0.30g,每日 1 次"。

五、重复用药

案 例 13

【处方描述】

患者信息:女,25 岁。

临床诊断:牙髓炎。

处方 1 内容:

头孢羟氨苄片	0.25g×36 片	0.5g	每日 2 次	口服
奥硝唑片	0.25g×24 片	0.5g	每日 2 次	口服
布洛芬缓释胶囊	0.3g×20 粒	0.3g	每日 2 次	口服

处方 2 内容:

洛索洛芬钠胶囊	60mg×24 粒	60mg	每日 3 次	口服

【处方问题】重复用药。

【问题分析】布洛芬缓释胶囊和洛索洛芬钠胶囊均为非甾体抗炎药,药理作用相同,均为消炎镇痛。该处方为同一科室、同一医师、同一日期不同时间点为同一患者开具的两张处方,两张处方属于重复用药。

【干预建议】建议删除洛索洛芬钠胶囊,保留国家基本药物布洛芬缓释胶囊。

六、其他用药不适宜

案 例 14

【处方描述】

患者信息:女,26 岁。

临床诊断:慢性根尖周炎。

处方内容:

0.9% 氯化钠注射液　10mL:0.09g×1 支　10 支　即刻　冲洗

【处方问题】处方开具数量与用量不相符。

【问题分析】0.9% 氯化钠注射液开具 1 支,用法用量显示为 10 支,两者数量不符。提示可能存在问题有二:一是实际用量为 1 支,用量书写错误;二是用量正确,处方开具数量出现错误。

【干预建议】建议根据患者实际用量修改,并请医师关注开具数量与使用数量之间是否存在逻辑上的一致性。

案 例 15

【处方描述】

患者信息:女,19 岁。

临床诊断:龋病。

处方内容:

阿替卡因肾上腺素注射液　1.7mL×2 支　1mL　即刻　局部注射

【处方问题】处方开具数量与用量不相符。

【问题分析】阿替卡因肾上腺素注射液开具 2 支共 3.4mL,用法用量显示为 1mL,两者数量不符。提示可能存在问题有二:一是实际用量多于 1 支、少于 2 支,用量书写错误;二是用量正确,处方开具数量出现错误。

【干预建议】建议根据患者实际用量修改。

七、超常处方

案 例 16

【处方描述】

患者信息：男，63 岁。

临床诊断：牙科检查。

处方内容：

头孢呋辛酯片	0.25g×12 片	0.25g	每日 2 次	口服
奥硝唑分散片	0.25g×24 片	0.5g	每日 2 次	口服

【处方问题】无适应证用药。

【问题分析】头孢呋辛酯片和奥硝唑分散片均为抗菌药物，前者适用于溶血性链球菌、金黄色葡萄球菌(耐甲氧西林株除外)及流感嗜血杆菌等肠杆菌科细菌敏感菌株所致成人急性咽炎或扁桃体炎、急性中耳炎、上颌窦炎等；后者适用于敏感原生动物和厌氧菌引起的感染，以及预防各种手术后的厌氧菌感染。"牙科检查"不在上述两种抗菌药物的适应证范围。本处方属于无适应证用药。

【干预建议】建议停用头孢呋辛酯片和奥硝唑分散片，如患者确有必要使用，应进一步完善诊断信息。

案 例 17

【处方描述】

患者信息：女，23 岁。

临床诊断：牙体缺损。

处方内容：

阿昔洛韦片 0.2g×24 片 0.4g 4 小时 1 次 口服

【处方问题】无适应证用药。

【问题分析】阿昔洛韦片是一种抗病毒药物，主要用于单纯疱疹病毒感染、免疫功能正常者带状疱疹和免疫缺陷者轻症病例的治疗，也用于免疫缺陷者水痘的治疗。该病例临床诊断为牙体缺损，病因与病毒感染无关，症状也不在阿昔洛韦片适应证范围。本处方属于无适应证用药。

【干预建议】建议停用阿昔洛韦片,如患者确有病毒感染相关症状,应进一步完善诊断信息。

案 例 18

【处方描述】

患者信息:男,57 岁。

临床诊断:氟牙症。

处方内容:

阿莫西林胶囊　0.25g×20 粒　0.5g　每日 3 次　口服

【处方问题】无适应证用药。

【问题分析】阿莫西林胶囊适用于敏感菌如溶血性链球菌、肺炎链球菌、葡萄球菌或流感嗜血杆菌等所致的各种感染。该病例临床诊断为氟牙症,病因主要为氟的过量摄入,与细菌感染无关,不符合阿莫西林胶囊适应证范围,该处方属于无适应证用药。

【干预建议】建议停用阿莫西林胶囊,如患者确有必要使用,应进一步完善诊断信息。

八、合并问题

案 例 19

【处方描述】

患者信息:女,63 岁。

临床诊断:待查。

处方内容:

阿替卡因肾上腺素注射液　1.7mL×1 支　mL　皮下注射

【处方问题】无适应证用药、给药途径不适宜、处方书写不规范。

【问题分析】阿替卡因肾上腺素注射液是口腔用局部麻醉剂,成人常用量通常为 0.5~1.0 支,给药方式为口腔内黏膜下注射,给药频次为即刻使用。①无适应证用药:待查不能作为临床诊断。②给药途径不适宜:处方中给药途径为皮下注射,应为局部注射。③书写不规范:处方用法中未给出具体给药剂量和给药频次。本处方属于无适应证用药、给药途径不适宜、处方书写不规范。

【干预建议】建议修改为"1.7mL　即刻　局部注射"。

案 例 20

【处方描述】

患者信息：女，23 岁。

临床诊断：牙髓炎。

处方内容：

阿替卡因肾上腺素注射液　1.7mL×4 支　1.7mL　术中　局部麻醉

【处方问题】用法、用量不适宜，给药途径不适宜，药品开具数量与用量不相符。

【问题分析】①用法、用量不适宜：处方中给药频次为"术中"，表述不当，应为"即刻"。②给药途径不适宜：局部麻醉是给药目的而非给药途径，给药途径应为"局部注射"。③给药量与开具数量不符：处方开具 4 支，用量为 1 支，两者数量明显不一致。本处方属于用法、用量不适宜，给药途径不适宜，药品开具数量与用量不相符。

【干预建议】规范书写阿替卡因肾上腺素注射液的用法用量和给药途径，并关注开具数量与使用数量之间是否相符，根据实际用量开具处方数量，将给药频次"术中"修改为"即刻"。

案 例 21

【处方描述】

患者信息：男，29 岁。

临床诊断：根尖周炎。

处方内容：

阿替卡因肾上腺素注射液　　1.7mL×6 支　　4mL　　每日 1 次　局麻
复方氯己定含漱液　　　　　250mL×1 瓶　　1 瓶　　　　　　　术后

【处方问题】用法、用量不适宜，给药途径不适宜，药品开具数量与用量不相符，不规范处方。

【问题分析】①用法、用量不适宜：处方中阿替卡因肾上腺素注射液的用法用量为"每日 1 次"，应为"即刻"；处方中复方氯己定含漱液的用量为一次 1 瓶，明显有误。②给药途径不适宜：局麻是给药目的而非给药途径，阿替卡因肾上腺素注射液的给药途径应为"局部注射"。③给药量与开具数量不符：阿替卡因肾上腺素注射液的开具数量 6 支共 10.2mL，而用量为 4mL，两者不相符。④书写不规范：复方氯己定含漱液未说明具体使用方法，应补充完整为"10~20mL　每日 2 次　含漱"。本处方属于用法、用量不适宜，给药途径不适宜，药品开具数量与用量不相符，书写不规范。

【干预建议】关注阿替卡因肾上腺素注射液开具数量与使用数量之间是否相符,根据实际用量开具处方数量,将其用法用量修改为"实际使用量　即刻　局部注射"。复方氯己定含漱液的用法用量修改为"10~20mL　每日2次　含漱"。

案 例 22

【处方描述】

患者信息:女,64岁。

临床诊断:牙科检查。

处方内容:

阿替卡因肾上腺素注射液　1.7mL×1支　1.7mL　局麻

【处方问题】无适应证用药、给药途径不适宜、书写不规范。

【问题分析】阿替卡因肾上腺素注射液是口腔用局部麻醉剂,给药频次为治疗时即刻使用。①无适应证用药:牙科检查不能作为临床诊断。②给药途径不适宜:局麻是给药目的而非给药途径,给药途径应为"局部注射"。③书写不规范:处方中未注明给药频次。本处方属于无适应证用药、给药途径不适宜、书写不规范。

【干预建议】规范处方书写,应将阿替卡因肾上腺素注射液的用法用量修改为"1.7mL　即刻　局部注射"。

(赵电红)

参考文献

1. 郑利光.口腔药物学.北京:北京大学医学出版社,2021.
2. 周学东.牙体牙髓病学.5版.北京:人民卫生出版社,2020.
3. 高学军,岳林.牙体牙髓病学.2版.北京:北京大学医学出版社,2013.

第二章 牙周病

牙周病概述

牙周组织(牙龈、牙周膜、牙槽骨、牙骨质)作为口腔的一部分,可能会发生各种疾病,如急性和慢性炎症、创伤、畸形、肿瘤等。牙周病一般情况下仅特指发生在牙周组织上的疾病,虽然某些全身性疾病、病毒感染和发生在口腔黏膜的疾病等也可发生在牙周组织上,但是仅在广义的牙周疾病中探讨。因此,牙周病主要包括牙龈病和牙周炎两大类,牙龈病只发生在牙龈组织上,而牙周炎可累及牙周支持组织。

绝大部分的牙周病是多因素引起的慢性感染性疾病,牙菌斑生物膜的形成和堆积是牙周病产生的直接原因,也是最主要的致病因素。牙菌斑中的牙菌斑微生物及其产物也是牙周病的始动因子,长期作用于牙龈,可引起免疫应答反应。首先会导致牙龈的炎症反应,随着炎症反应延伸至深部牙周组织,牙龈及牙周膜胶原纤维逐步溶解破坏、牙槽骨吸收,形成牙周袋,即发展为牙周炎。龈炎为牙周炎的前期阶段,是前驱和危险因素,两者临床表现十分相似,仅炎症的范围和程度有所差异。

一、牙龈病

牙龈病分为牙菌斑生物膜诱导的龈炎(菌斑性龈炎)和非菌斑诱导的牙龈病。

菌斑性龈炎为牙菌斑微生物导致的慢性感染性疾病。患有龈炎时,龈缘附近牙菌斑堆积较多,牙菌斑中革兰氏阳性球菌及杆菌的占比下降,革兰氏阴性厌氧菌明显增多,牙龈卟啉单胞菌、中间普氏菌、梭形杆菌和螺旋体有所增加,但低于牙周袋中水平。牙龈出血是该类龈炎最常见的症状,但非自发性出血,一般出现在刷牙或咬硬物时。近年来,口腔异味,牙龈痒、胀、不适也成为常见症状。龈沟加深,探诊后出血,是最客观的临床表现,其他表现还有龈沟液量增多,其中炎症细胞、免疫成分也增多,部分患者出现龈沟溢脓。菌斑性龈炎的治疗首先要去除病因,即通过洁治术清除牙菌斑或牙石,并去除造成牙菌斑滞留和刺激牙龈的因素。患者一般可在 1 周左右恢复,炎症较重者,可配合局部药物治疗,如复方氯己定含漱液、醋酸氯己定溶液、碘制剂、过氧化氢溶液等。此类疾病一般无须全身应用抗菌药物。

非菌斑性牙龈病不是由牙菌斑所致,可能是全身状况的表现,也可能是局限于口内的因素导致的,例如遗传性疾病或发育性疾病,特殊感染,炎症和免疫状况异常,肿物,内分泌、营养和代谢性疾病,创伤性病损和牙龈色素沉着等,无法通过牙菌斑控制应对,需要根据病因等具体情况进行治疗。

二、牙周炎

牙周炎是成人牙丧失的首要原因。尽管牙周炎有多种临床表型,但基本病理变化相似,且均以牙菌斑微生物为主要原因。

慢性牙周炎约占牙周炎患者的 95%,是最常见的牙周炎。慢性牙周炎一般可侵犯全口多数牙,少数仅发生一组或少数牙,临床表现为有较多的牙菌斑和牙石,存在牙周袋,炎症红肿,附着丧失,牙周袋探诊出血,牙槽骨有吸收;晚期可表现为牙松动或移位,也可伴有相关病变或症状(如牙周脓肿、口腔异味、食物嵌塞、牙龈退缩、继发性咬合创伤等)。慢性牙周炎需要根据患者具体情况制订个体化综合治疗方案,但均需要首先通过洁治术清除牙菌斑和牙石,难以清除的可采用再次刮治或牙周翻瓣手术。对于深牙周袋等器械不易到达的部位,可以局部或全身使用抗菌药物,如牙周袋内放置甲硝唑、四环素、米诺环素、氯己定等;对于具有全身性疾病(心血管疾病、糖尿病等)的特殊患者,一般需要全身使用抗菌药物,以预防和控制全身感染。

不同于慢性牙周炎,侵袭性牙周炎较少见,常发生于健康青少年,疾病进展快速,可能具有特殊的牙菌斑微生物(伴放线菌团聚杆菌)和宿主反应,具有种族差异和家族聚集性等特点。尽管慢性牙周炎和侵袭性牙周炎治疗原则相似,但侵袭性牙周炎更强调早期发现和治疗;同时,由于感染菌群的特殊性,通常需要辅助使用抗菌药物,如口服甲硝唑、阿莫西林。考虑到牙菌斑生物膜对细菌的保护作用,每次用药应在机械治疗后,在牙周袋内放置抗菌制剂同样对侵袭性牙周炎有效。调整患者免疫和炎症反应过程,提高防御反应,也具有重要的积极意义,如使用多西环素、非甾体抗炎药、六味地黄丸、补肾固齿丸等。

反映全身疾病的牙周炎是一组以牙周炎为突出表征之一的全身疾病,如糖尿病、白血病、艾滋病,这些疾病提高了患者对牙周炎的易感性,需要在全身疾病控制的基础上进行治疗。

坏死性牙周病一般由梭形杆菌、螺旋体、中间普氏菌等特定细菌引起,进展较快,与患者免疫功能、精神状态等相关,需要在明确致病菌基础上进行综合干预,如抗菌药物治疗、器械治疗和控制疾病诱因。

总体而言,牙周病是多因素所致的感染性疾病,清除牙菌斑、消除炎症是所有牙周病治疗的关键,且需要定期清理,有时还需要借助抗菌药物控制细菌生长,进而恢复软组织及骨的生理外形,恢复牙的功能和美观,促进牙周组织的再生。

第二节

牙周病用药原则及特点

牙周病的病因与发病机制较为复杂,一般与多种因素相关。药物的使用,尤其是能够杀灭和抑制微生物、调节人体免疫反应的药物,对牙周病的治疗具有重要意义。但是,使用药物并不能去除牙菌斑、牙石等因素,单纯的药物治疗并不是牙周病治疗的主要途径。

一、用药目的

(一)辅助性治疗作用

牙周病治疗效果取决于对牙菌斑微生物、牙石等病因因素的清除结果,以及对牙菌斑生物膜再聚集的预防和控制。牙周机械治疗被证实是目前最有效的治疗方法,但是存在一些局限性。

1. 存在器械难以到达的部位　如深牙周袋、窄而深的骨下袋、后牙根分叉区病变、凹陷的根面等,这些部位难以彻底清除牙菌斑等病因因素,而辅助性药物治疗有助于杀灭致病菌,抑制牙菌斑生物膜形成。

2. 存在侵入牙周组织内的微生物　牙周病炎症进展过程中,牙周袋内壁上皮会出现溃疡或糜烂,部分细菌如伴放线菌团聚杆菌因此可侵入牙周组织,导致器械无法清除,最终成为牙菌斑再定植的来源。药物使用可以辅助病变控制,增强治疗效果。

3. 口腔其他部位存在牙周致病微生物　如舌背、颊黏膜、扁桃体等处存在大量微生物,其中包含了牙周致病微生物,牙周治疗后可重新在牙面和牙周袋内定植,引起牙周炎症复发,而药物治疗有助于杀灭和控制微生物生长,对炎症易复发的患者尤其具有重要意义。

(二)辅助性预防作用

某些患者不能有效完成口腔卫生维护和良好的牙菌斑控制,如残疾人、帕金森病患者、口内手术后患者,从而导致牙菌斑迅速形成和堆积,影响组织愈合,甚至导致牙周疾病的复发。抑菌含漱剂的使用,可在短期内预防和减少牙菌斑形成,巩固疗效,防止复发。但是,牙菌斑会不断形成,长期用药无法取得满意效果,且会增加药物不良反应的发生,故而不能长期依赖药物控制牙菌斑形成和堆积。药物治疗仍然是辅助性的,适用于短期内和特定条件下。

(三)牙周急性感染治疗

发生急性坏死性溃疡性龈炎、多发性龈脓肿、多发性牙周脓肿等急性感染时,需要在局部应急处理的基础上应用全身或局部的药物治疗,以控制和缓解急性症状。

(四)预防性抗菌药物使用

伴有风湿性心脏病、人类免疫缺陷病毒(human immunodeficiency virus,HIV)感染、糖尿病等全身性疾病的患者,需要在牙周洁治、刮治、全面牙周检查前或治疗中,使用抗菌药物预防并发症和感染的发生。对于这类免疫力相对较弱的患者,预防性使用抗菌药物,有助于减轻术后疼痛、水肿和菌血症等并发症。在实施牙周组织再生术等手术前后使用抗菌药物,也有助于早期控制微生物生长和感染发生,促进愈合。

(五)调节免疫防御功能

人体对微生物的免疫反应和防御反应,也是牙周病发生、发展的重要影响因素。通过药物调节人体免疫防御功能,实现阻断疾病发展,促进组织愈合,是目前探索牙周病治疗途径的重要方向,不过由于缺乏足够证据,应用范围有限。

二、用药原则

为避免药物滥用,牙周病药物治疗应遵循以下原则。

(一)遵循合理用药原则,贯彻循证医学和循证药学理念

牙周病治疗中,是否使用药物,尤其是否使用抗菌药物,应以最佳循证医学和循证药学证据为依据。如在龈炎及轻、中度的慢性牙周炎治疗中,规范的洁治、刮治和认真的牙菌斑控制,即可实现治疗目的。只有在机械治疗效果不佳的重度慢性牙周炎或侵袭性牙周炎的治疗中,以及其他具有明确感染证据的牙周炎的治疗中,才需要借助药物治疗。

(二)用药前清除牙菌斑和牙石

牙菌斑生物膜对内部细菌具有保护作用,药物无法通过膜结构发挥抑制、杀灭细菌的作用,故而需要先进行机械治疗,清除牙菌斑和牙石,破坏生物膜结构。

(三)局部用药优先原则

牙周病治疗使用抗菌药物时,应尽量局部给药,以减少或避免耐药菌的产生,同时也可以减少全身不良反应发生。仅在特殊人群和明确指征的情况下,使用全身性的抗菌药物。

(四)完善细菌学检查和药敏试验

部分牙周病与特定细菌及菌群状态有关,故应完善细菌学检查和药敏试验,提供准确的致病菌信息等,指导抗菌药物选择,避免延误治疗时机,确保治疗效果。治疗后也应进行细菌学检查,以及时调整用药。

三、用药特点及常用药物

牙周病用药可分为局部用药和全身用药两大类,两者各有特点,互为补充。

局部用药的特点:可直接作用于病变部位,用药量少,局部浓度高,不易导致耐药,且由医师操作可保证治疗效果。局部用药的缺点主要为由于药物仅作用于局部组织,有时治疗效果会受到其他部位菌群的影响。

全身用药的特点:药物分布广泛,可进入牙周组织和牙周袋内,作用于器械和局部用药不能到达的部位,甚至可抑制存在于舌、咽等其他部位的牙周致病菌,实现广泛影响。全口受累牙数较多的牙周炎、广泛型侵袭性牙周炎等类型的牙周病常需要全身用药。全身用药的缺点主要为牙周袋内药物浓度较低,易发生不良反应和诱导产生耐药菌,大剂量长时间使用抗菌药物会引起菌群失调,造成继发感染。另外,调节免疫防御功能的药物一般也作用于全身。

(一)局部药物

牙周局部用药的方式主要包括含漱、龈上和龈下冲洗、涂布,以及牙周袋内使用缓释和控释药物。局部用药一般为洁治、刮治、根面平整后的辅助治疗。

1. 含漱药物　常用药物有复方氯己定含漱液、醋酸氯己定溶液、西吡氯铵含漱液、过氧化氢溶液等。含漱药物口内停留时间短,进入龈下不超过 1mm,对牙周袋内的菌群没有直接影响,常在清除牙菌斑和牙石基础上使用。

2. 冲洗药物　常用药物有过氧化氢溶液、醋酸氯己定溶液、聚维酮碘溶液等。使用药物冲洗龈缘或牙周袋内,清洁牙周局部,具有一定机械清除作用,但停留时间短,浓度有限,仅作为辅助治疗。

3. 涂布药物　涂布药物有复方碘溶液、碘甘油等。洁治术或刮治术后,在牙周袋内涂布消炎收敛药物,可起到灭菌、除脓、止痛、收敛等作用。有研究显示,规范的洁治和根面平整可以使炎症消退、牙周袋变浅,故目前可用于局部炎症很重,有肉芽增生或急性脓肿的情况。

4. 缓释、控释药物　缓释和控释药物应置于牙周袋内,常用药物如米诺环素软膏、甲硝唑凝胶、甲硝唑棒。缓释和控释药物可以在局部维持较长时间的有效浓度,显著降低剂量,从而减少不良反应的发生。

(二)全身抗微生物治疗药物

1. 硝基咪唑类　常用药物为甲硝唑,用于治疗专性厌氧菌感染,可有效杀灭牙龈卟啉单胞菌、中间普氏菌、具核梭杆菌、螺旋体及消化链球菌,故对上述细菌导致的牙周炎、坏死性溃疡性龈炎具有较好的治疗效果,能改善牙龈出血、牙周袋溢脓等,也可用于 HIV 相关性牙周炎的急性期症状。由于对兼性厌氧菌、微需氧菌无效,可联合阿莫西林,治疗伴放线菌团聚杆菌(微需氧菌)感染有关的侵袭性牙周炎和常规治疗不佳的情况。替硝唑和左奥硝唑可作为补充。

2. 青霉素类　常用药物为阿莫西林,对革兰氏阳性菌及部分革兰氏阴性菌有强力杀菌作用,抗菌谱广,口服吸收好,常与甲硝唑联合治疗局限型和广泛型侵袭性牙周炎。由于阿莫西林对能产生 β- 内酰胺酶的细菌无效,如中间普氏菌、具核梭杆菌,故还常与克拉维酸联合使用。

3. 四环素类　常用药物为四环素、米诺环素、多西环素,对革兰氏阳性菌、革兰氏阴性菌及螺旋体均有效,也可抑制多种可疑致病菌,如牙龈卟啉单胞菌、具核梭杆菌、二氧化碳嗜纤维菌及螺旋体,特别是对伴放线菌团聚杆菌具有较强的抑制作用,故对局限型侵袭性牙周炎具有很好的效果。该类药物口服体内分布广,在龈沟液中浓度为血药浓度的 2~10 倍。

4. 大环内酯类　常用药物有罗红霉素、阿奇霉素,对革兰氏阳性菌抑菌力强,对革兰氏阴性菌也有一定的抑制作用,可有效抑制黏性放线菌、产黑色素拟杆菌群、螺旋体等。罗红霉素常用于治疗牙周脓肿、冠周炎等急性感染,另外对衣原体、支原体也有效。阿奇霉素半衰期较长,除对革兰氏阳性菌有作用外,对革兰氏阴性菌、杆菌及厌氧菌也有显著活性,且对肺炎支原体、沙眼衣原体、梅毒螺旋体等有很好的活性,故常用于混合感染。

5. 林可霉素类　常用药物为克林霉素,抗菌谱与林可霉素相同,对革兰氏阳性菌和厌氧菌有效,对多数牙周致病菌(伴放线菌团聚杆菌除外)均有效。克林霉素与青霉素类、头孢菌素类药物无交叉过敏反应,故常用于对上述药物过敏患者。应注意,克林霉素与红霉素有拮抗作用。

牙周病中的感染涉及多种致病菌,常需要进行抗菌药物的联合治疗,故而需要了解抗菌谱、药物之间的相互作用。例如四环素会抑制细菌细胞分裂,从而影响硝基咪唑类和 β- 内酰胺类药物作用,若必须联用该类药物,则应间隔时间使用。

（三）调节宿主防御反应的药物

1. 四环素类　四环素类药物具有抑制胶原酶和其他基质金属蛋白酶活性的作用,故可用于调节免疫功能。研究显示,使用低于抗菌浓度的小剂量多西环素,可有效降低牙周炎症过程中的宿主反应。

2. 非甾体抗炎药　前列腺素是牙槽骨吸收最有力的刺激因子,研究显示非甾体抗炎药能抑制前列腺素的合成,从而阻止牙槽骨的吸收。常用药物有氟比洛芬、吲哚美辛、布洛芬,但相关证据有限,需要关注不良反应发生。

3. 中药类　中医理论认为,肾虚则齿衰,肾固则齿坚,因此牙周治疗使用的中药由补肾、滋阴、清热等成分组成,如六味地黄丸、补肾固齿丸、固齿膏。

4. 益生菌　有研究显示,益生菌可使牙周致病菌龈下数量减少和再定植的延迟,但目前证据有限。

总体来讲,牙周病治疗中调节宿主防御反应的药物在临床使用的证据有限,其疗效需要更多大样本的临床研究结果证实。

第三节

牙周病常见问题处方及解析

一、适应证不适宜

案 例 1

【处方描述】

患者信息:女,51 岁。

临床诊断:菌斑性龈炎。

处方内容:

头孢呋辛酯片　0.25g×12 片　0.25g　每日 2 次　口服

【处方问题】适应证不适宜。

【问题分析】菌斑性龈炎通过洁治术清除牙菌斑或牙石后,一般可在 1 周左右恢复,炎症较重者,可配合局部药物治疗,如复方氯己定含漱液、醋酸氯己定溶液、碘制剂、过氧化氢溶液等,无须全身应用抗菌药物。本处方属于适应证不适宜。

【干预建议】建议停用头孢呋辛酯片,可局部使用复方氯己定含漱液、醋酸氯己定溶液、碘制剂、过氧化氢溶液等治疗。

案 例 2

【处方描述】

患者信息:男,33 岁。

临床诊断:牙龈增生。

处方内容:

阿莫西林克拉维酸钾分散片	0.457g×24 片	0.457g	每日 2 次	口服
洛芬待因片	0.2g:12.5mg×20 片	1 片	每日 4 次	口服
甲硝唑片	0.2g×21 片	0.2g	每日 3 次	口服

【处方问题】适应证不适宜。

【问题分析】牙龈增生需要根据具体病因进行治疗,可配合局部药物治疗,一般无须全身应用抗菌药物;同时,洛芬待因片用于镇痛,本例患者并未显示疼痛症状。本处方属于适应证不适宜。

【干预建议】建议停用三种药物,明确具体病因后合理选择药物,如果需要局部用药治疗,可使用复方氯己定含漱液、醋酸氯己定溶液、碘制剂、过氧化氢溶液等。

案 例 3

【处方描述】

患者信息:男,30岁。

临床诊断:牙龈出血。

处方内容:

头孢克洛胶囊	0.25g×12 粒	0.25g	每日 3 次	口服
甲硝唑片	0.2g×21 片	0.2g	每日 3 次	口服

【处方问题】适应证不适宜。

【问题分析】牙龈出血一般无须全身应用抗菌药物,如患者炎症较重,可在洁治术清除牙菌斑或牙石后,进行局部药物治疗,如复方氯己定含漱液、醋酸氯己定溶液、碘制剂、过氧化氢溶液等。本处方属于适应证不适宜。

【干预建议】建议停用两种药物,改为复方氯己定含漱液、醋酸氯己定溶液、碘制剂、过氧化氢溶液局部药物治疗。

案 例 4

【处方描述】

患儿信息:男,13岁。

临床诊断:慢性龈炎。

处方内容:

蒲地蓝消炎胶囊	0.4g×48 粒	0.4g	每日 4 次	口服
甲硝唑含漱液	200mL∶1g×1 瓶	10mL	每日 3 次	含漱

【处方问题】适应证不适宜。

【问题分析】慢性龈炎是菌斑性牙龈病中最常见的疾病,治疗原则以口腔卫生指导、牙菌斑控制为主。通常在洁治术清除牙菌斑和牙石后,且炎症较重时,可配合局部用药,无须全身抗感染治疗,所以不必使用蒲地蓝消炎胶囊。本处方属于适应证不适宜。

【干预建议】建议停用蒲地蓝消炎胶囊,仅使用甲硝唑含漱液局部治疗。

二、遴选药品不适宜

案 例 5

【处方描述】

患者信息:女,26岁,孕25周。

临床诊断:慢性牙周炎。

处方内容:

聚维酮碘含漱液　250mL:2.5g×1瓶　10mL　每日4次　含漱

【处方问题】遴选药品不适宜。

【问题分析】孕妇及哺乳期妇女禁用聚维酮碘含漱液等碘制剂。美国食品药品监督管理局(Food and Drug Administration,FDA)将其归为妊娠药物安全性分级C级。牙周炎一般无须用药,如炎症较重,可在洁治术清除牙菌斑或牙石后,进行局部药物治疗,如复方氯己定含漱液、醋酸氯己定溶液、过氧化氢溶液等。本处方属于遴选药品不适宜。

【干预建议】建议停用聚维酮碘含漱液,如确需要,改为复方氯己定含漱液、醋酸氯己定溶液、过氧化氢溶液局部药物治疗。

案 例 6

【处方描述】

患儿信息:女,1岁。

临床诊断:龈炎。

处方内容:

盐酸米诺环素软膏　0.5g×1支　0.5g　即刻　牙周袋内注射

【处方问题】遴选药品不适宜。

【问题分析】由于8岁以下儿童应用四环素类药物可致恒牙黄染、牙釉质发育不良和骨生长抑制,因此8岁以下儿童应避免使用米诺环素。本处方属于遴选药品不适宜。

【干预建议】建议停用该药,改为甲硝唑或其他适用于儿童的治疗药物。

案 例 7

【处方描述】

患者信息:女,50 岁,既往癫痫病史。

临床诊断:慢性牙周炎。

处方内容:

| 头孢氨苄片 | 0.25g×48 片 | 0.5g | 每 6 小时 1 次 | 口服 |
| 奥硝唑片 | 0.25g×24 片 | 0.5g | 每日 2 次 | 口服 |

【处方问题】遴选药品不适宜。

【问题分析】奥硝唑说明书显示,该药禁用于脑和脊髓发生病变的患者、癫痫及各种器官硬化症患者。服用奥硝唑后,个别患者可见中枢神经系统障碍,如震颤、强直、癫痫发作等。该患者既往癫痫病史,服用奥硝唑可能诱发癫痫。牙周炎一般无须用药,如炎症较重,可在洁治术清除牙菌斑或牙石后,进行局部药物治疗;对于糖尿病等特殊患者和特定情况,也可以使用全身性抗菌药物。本处方属于遴选药品不适宜。

【干预建议】建议更改奥硝唑为甲硝唑。

三、药品剂型或给药途径不适宜

案 例 8

【处方描述】

患者信息:男,20 岁。

临床诊断:慢性牙周炎。

处方内容:

灭菌注射用水　500mL×1 瓶　500mL　即刻　注射

【处方问题】给药途径不适宜。

【问题分析】慢性牙周炎治疗中灭菌注射用水的给药途径应是冲洗,而不是注射。本处方属于给药途径不适宜。

【干预建议】建议更改灭菌注射用水给药途径为外用冲洗。

案 例 9

【处方描述】

患者信息:男,47 岁。

临床诊断:侵袭性牙周炎。

处方内容:

盐酸米诺环素软膏　0.5g×1 支　0.5g　每晚 1 次　口服

【处方问题】药品剂型或给药途径不适宜。

【问题分析】首先,口服米诺环素制剂对局限型侵袭性牙周炎具有较好的疗效,可选择盐酸米诺环素片或盐酸米诺环素胶囊,若是该选择,则本处方属于药品剂型不适宜。其次,盐酸米诺环素软膏的用法用量为局部用药,于洁治或龈下刮治后,将软膏注满患部牙周袋内,每周 1 次,连续用 4 次,不能用于口服,本处方属于给药途径不适宜。

【干预建议】建议更改盐酸米诺环素软膏药品剂型或给药途径。

案 例 10

【处方描述】

患者信息:女,46 岁。

临床诊断:慢性牙周炎。

处方内容:

西吡氯铵含片　2mg×24 片　2mg　每日 3 次　口服

【处方问题】给药途径不适宜。

【问题分析】西吡氯铵含片为口咽局部抗菌剂,用法为含化,使其在口内溶化并实现辅助治疗的作用,口服给药途径无法达到预期的治疗效果。本处方属于给药途径不适宜。

【干预建议】建议更改西吡氯铵含片给药途径为含化。

案 例 11

【处方描述】

患者信息:女,77 岁。

临床诊断:慢性牙周炎。

处方内容:

西帕依固龈液　100mL×1 瓶　5mL　每日 4 次　口服

【处方问题】给药途径不适宜。

【问题分析】西帕依固龈液用法用量为每日 3~5 次,每次 3~5mL,含漱 2~3 分钟,吞服无妨。这仅是提醒患者药物较为安全,并不代表给药途径是直接口服。本处方属于给药途径不适宜。

【干预建议】建议更改西帕依固龈液给药途径为含漱。

四、用法、用量不适宜

案　例　12

【处方描述】

患者信息:男,34 岁。

临床诊断:慢性牙周炎。

处方内容:

头孢呋辛酯片　0.25g×12 片　0.25g　每日 3 次　口服

【处方问题】用法、用量不适宜。

【问题分析】对于慢性牙周炎,头孢呋辛酯片的成人用法用量为每日 2 次,每次 0.25g。本处方的频次为每日 3 次,属于用法、用量不适宜。

【干预建议】建议修改头孢呋辛酯片的用法用量为每日 2 次,每次 0.25g,口服。

案　例　13

【处方描述】

患者信息:女,69 岁。

临床诊断:慢性牙周炎。

处方内容:

复方氯己定含漱液　200mL×1 瓶　20mL　每日 5 次　含漱

【处方问题】用法、用量不适宜。

【问题分析】复方氯己定含漱液的用法用量为每日 2 次,每次 10~20mL。本处方为每日 5 次,属于用法、用量不适宜。

【干预建议】建议修改复方氯己定含漱液的用法用量为每日 2 次,每次 20mL,含漱。

案 例 14

【处方描述】

患者信息:女,47 岁。

临床诊断:慢性牙周炎。

处方内容:

甲硝唑片　0.2g×21 片　0.2g　每日 2 次　口服

【处方问题】用法、用量不适宜。

【问题分析】对于慢性牙周炎,甲硝唑片的成人用法用量为每日 3 次,每次 0.2g~0.4g。本处方为每日 2 次,属于用法、用量不适宜。

【干预建议】建议修改甲硝唑片的用法用量为每日 3 次,每次 0.2g 或 0.4g,口服。

案 例 15

【处方描述】

患者信息:女,36 岁。

临床诊断:慢性牙周炎、牙痛。

处方内容:

复方氯己定含漱液	200mL×1 瓶	20mL	每日 2 次	含漱
阿莫西林克拉维酸钾分散片	0.228 5g×24 片	0.457g	每日 3 次	口服
布洛芬缓释胶囊	0.3g×20 粒	0.3g	每日 3 次	口服

【处方问题】用法、用量不适宜。

【问题分析】阿莫西林克拉维酸钾分散片用于治疗敏感菌引起的口腔感染时,成人常用量为每日 2 次,每次 2~4 片,处方开具频次为每日 3 次,用法、用量不适宜。布洛芬缓释胶囊用于缓解轻至中度的牙痛时,成人每日 2 次(早晚各 1 次),每次 0.3g,处方开具的布洛芬缓释胶囊为每日 3 次,给药频次不符合说明书规定。本处方属于用法、用量不适宜。

【干预建议】建议修改阿莫西林克拉维酸钾分散片和布洛芬缓释胶囊的用法、用量为每日 2 次。

案 例 16

【处方描述】

患者信息:女,28 岁。

临床诊断：慢性牙周炎、牙痛。

处方内容：

头孢拉定胶囊　0.25g×24粒　0.25g　每日2次　口服

【处方问题】用法、用量不适宜。

【问题分析】头孢拉定的半衰期约为1小时，用于敏感菌所致的一般感染时，成人一次口服0.25~0.50g，每6小时1次。本处方为每日2次，属于用法、用量不适宜。

【干预建议】建议修改头孢拉定胶囊的用法、用量为每6小时1次。

五、联合用药不适宜

案　例　17

【处方描述】

患者信息：男，52岁。

临床诊断：慢性牙周炎。

处方内容：

头孢克洛胶囊　0.25g×12粒　0.25g　每日3次　口服
头孢呋辛酯片　0.25g×12片　0.25g　每日2次　口服

【处方问题】联合用药不适宜。

【问题分析】头孢克洛和头孢呋辛同属于第二代头孢菌素，抗菌谱相似，联合用药没有必要，反而易增加耐药发生。本处方属于联合用药不适宜。

【干预建议】建议在明确应用指征的基础上选择抗菌药物，尽量避免全身应用抗菌药物，可在头孢克洛和头孢呋辛之间任选一个。

案　例　18

【处方描述】

患儿信息：女，12岁。

临床诊断：轻度慢性牙周炎。

处方内容：

复方氯己定含漱液　200mL×1瓶　10mL　每日2次　含漱
西吡氯铵含片　　　2mg×24片　2mg　每日3次　含化

【处方问题】联合用药不适宜。

【问题分析】复方氯己定含漱液与西吡氯铵含片均用于局部抑菌,作用重复,无须联合用药。本处方属于联合用药不适宜。

【干预建议】建议选用复方氯己定含漱液,停用西吡氯铵含片。

案 例 19

【处方描述】

患者信息:女,23 岁。

临床诊断:重度牙周炎。

处方内容:

头孢丙烯分散片	0.25g×6 片	0.25g	每晚 1 次	口服
奥硝唑胶囊	0.25g×12 粒	0.25g	每日 2 次	口服
甲硝唑氯化钠注射液	100mL:0.5g×1 袋	0.5g	即刻	静脉滴注
左氧氟沙星氯化钠注射液	100mL:0.5g×1 袋	0.5g	即刻	静脉滴注

【处方问题】联合用药不适宜。

【问题分析】对于大部分慢性牙周炎患者,无须全身使用抗菌药物,仅在器械清除不易到达的情况、重度牙周炎或存在全身性相关疾病下使用,且应优先局部用药。若辅助使用全身用抗菌药物治疗,应优先选择青霉素类或一代头孢菌素联合硝基咪唑类药物抗感染治疗,并应尽量避免联合用药和注射用药。本处方中头孢丙烯为第二代头孢菌素,非青霉素类或一代头孢菌素;左氧氟沙星为喹诺酮类药物,易在中国人群中产生耐药,一般也不做首选;而甲硝唑和奥硝唑同为硝基咪唑类药物,抗菌谱相似。二联以上抗菌药物应在具有明确指征的情况下使用。本处方属于联合用药不适宜。

【干预建议】建议停用以上四种抗菌药物,选择局部用药治疗,如确有需要,可优先选择青霉素类或一代头孢菌素联合硝基咪唑类口服药物治疗。

六、重复用药

案 例 20

【处方描述】

患者信息:男,28 岁。

临床诊断:慢性牙周炎。

处方内容:

复方氯己定含漱液　　200mL×1瓶　　10mL　　每日2次　　含漱

甲硝唑含漱液　　　　200mL×1瓶　　10mL　　每日3次　　含漱

【处方问题】重复用药。

【问题分析】复方氯己定含漱液为复方制剂,含葡萄糖酸氯己定和甲硝唑两种主要成分,与甲硝唑含漱液主要成分重复。本处方属于重复用药。

【干预建议】建议删除甲硝唑含漱液,仅用复方氯己定含漱液。

七、合并问题

案　例　21

【处方描述】

患者信息:男,58岁。

临床诊断:重度牙周炎、牙缺失。

处方内容:

呋麻滴鼻液　　10mL×1支　　10mL　　每日1次　　口服

奥硝唑片　　　0.25g×24片　1.0g　　每日2次　　口服

【处方问题】适应证不适宜,用法、用量不适宜,给药途径不适宜。

【问题分析】①适应证不适宜:呋麻滴鼻液用于缓解急、慢性鼻炎的鼻塞症状,本处方无相关适应证。②用法、用量不适宜:呋麻滴鼻液用法、用量为每日3~4次,每次1~3滴,本处方为每日1次,每次10mL。奥硝唑的用法、用量为每日2次,每次0.5g,本处方为每日2次,每次1.0g。③给药途径不适宜:呋麻滴鼻液给药途径应为滴鼻,本处方为口服。本处方属于适应证不适宜,用法、用量不适宜,给药途径不适宜。

【干预建议】建议停用呋麻滴鼻液或完善诊断信息,并更改奥硝唑片的用法、用量为每日2次,每次0.5g。

案　例　22

【处方描述】

患者信息:男,71岁。

临床诊断:慢性牙周炎洁治术后。

处方内容:

左氧氟沙星片　　0.25g×30片　0.25g　　每日2次　　口服

| 甲硝唑片 | 0.2g×21片 | 0.2g | 每日2次 | 口服 |

【处方问题】适应证不适宜,用法、用量不适宜。

【问题分析】①适应证不适宜:对于大部分慢性牙周炎患者,仅在器械清除不易到达的情况、重度牙周炎或存在全身性相关疾病下,可辅助使用全身用抗菌药物治疗,应优先选择青霉素类或一代头孢菌素联合硝基咪唑类药物抗感染治疗,而不应首选左氧氟沙星,且喹诺酮类药物易在中国人群中产生耐药。②用法、用量不适宜:甲硝唑片的用法用量为每日3次,每次0.2~0.4g。左氧氟沙星片的用法用量为每日1次,每次0.25g、0.50g或0.75g。本处方属于适应证不适宜,用法、用量不适宜。

【干预建议】建议停用左氧氟沙星片和甲硝唑片,改为局部用药治疗,若确需使用全身用抗菌药物,应在明确感染指征的基础上,严格按照合理用药的原则选择和使用药物。

(郭志刚)

参考文献

1. 郑利光.口腔药物学.北京:北京大学医学出版社,2021.
2. 栾庆先,欧阳翔英.临床牙周病学.3版.北京:北京大学医学出版社,2022.
3. 孟焕新.牙周病学.5版.北京:人民卫生出版社,2020.
4. 国家卫生计生委办公厅,国家中医药管理局办公室,解放军总后勤部卫生部药品器材局.抗菌药物临床应用指导原则(2015年版):国卫办医发〔2015〕43号.(2015-07-24)[2022-07-10]. https://www.gov.cn/xinwen/2015-08/27/content_2920799.htm.

第三章 口腔黏膜病

口腔黏膜病概述

口腔黏膜病是发生在口腔黏膜及软组织上的类型不同、种类众多的疾病总称。口腔黏膜病千变万化,病损是其基本的组成单位。这些病损包括斑片、丘疹、斑块、疱、溃疡、糜烂、结节、萎缩、皲裂、假膜、坏死等,因其不断更迭与重叠,从而形成了各类口腔黏膜病的临床表现。

口腔黏膜病中除少数的病种是由局部原因引起外,大多数口腔黏膜病的发生和全身状况有着十分密切的关系。免疫异常、精神神经因素、内分泌异常、病原微生物感染、血液系统疾病等,都可能引起不同类型的口腔黏膜病。有些全身性疾病在不同时期常发生的口腔黏膜病损不同,也会造成不同类型的口腔黏膜病,不同的病种间还具有不同的流行病学特点。正是因其病因复杂且有些口腔黏膜病损表现为全身性的特点,故口腔黏膜病的分类历来未能取得一致意见。目前,最常见的分类方法以方便临床诊治工作开展及临床特征为主干,同时兼顾病因及病理学特征,分为感染性疾病、变态反应性疾病、溃疡类疾病、大疱性疾病、斑纹类疾病、肉芽肿性疾病、唇舌疾病、艾滋病、性传播疾病、全身疾病的口腔表征,以及口腔黏膜色素异常。

随着经济的快速发展,人们的工作压力及精神压力均有所增加,再加上生活、饮食习惯的悄然变化及人口老龄化加速等原因,口腔黏膜病的患病率近些年呈明显上升趋势。虽然多数口腔黏膜病预后较好,其中一些病种还可自愈,但是像单纯疱疹、带状疱疹及好发于儿童的手足口病等病毒感染引起的口腔黏膜病是具有传染性的,而像口腔白斑、口腔黏膜下纤维性变等则具有一定的恶变潜能,给人们的身心健康带来极大威胁。

口腔黏膜病用药原则及特点

一、用药原则

与其他口腔科的常见疾病如牙体牙髓病、牙周病的治疗以医师操作治疗为主,药物治疗为辅不同,药物治疗是口腔黏膜病的主要治疗手段,所以口腔黏膜科的医师、护士及口腔专科药师都应该全面掌握临床常用药物的适应证、不良反应、用法用量、注意事项、相互作用等,以确保临床用药的安全性、有效性。

口腔黏膜病的种类繁多,均需要遵循以下治疗原则:①病情较轻者以局部治疗为主,中、重度患者可采用局部与全身联合用药;②遵循用药个体化原则;③部分口腔黏膜病病因较为复杂,治疗时选用的药物类型多,应注意药物的合理选择和搭配;④口腔黏膜病治疗中常用到糖皮质激素等免疫抑制药及其他全身应用不良反应较多的药物,且很多类型的口腔黏膜病需要长期用药,因此治疗过程中需要关注药物不良反应的发生;⑤对于应用糖皮质激素等免疫抑制药进行治疗的患者,还应注意合理减量、停药;⑥很多口腔黏膜病如阿弗他溃疡、口腔扁平苔藓等,往往久治难愈,再加上病因难以确定,极易造成患者焦虑、抑郁的心理状态,所以口腔医师在采用药物治疗的同时应重视对患者的心理治疗。

二、用药特点

口腔黏膜病病因的复杂性造成其药物治疗也有着极其鲜明的特点。第一,针对同一种疾病的不同病因、不同时期的进程或不同个体,可能需要给予不同药效的药物进行治疗,即"同病异治"。以复发性阿弗他溃疡为例,有的患者采用免疫抑制药,但对于免疫功能不佳的患者,则使用免疫增强药。第二,不同疾病却有相似发病因素者,可给予相同的药物进行治疗,即"异病同治"。以某些药物过敏性口炎及糜烂型口腔扁平苔藓为例,两种不同发病因素的口腔黏膜病都可采用免疫抑制药进行治疗。第三,局部疾病全身治疗。口腔黏膜病中大多数疾病的发生都与全身性诱因有关,所以一些严重的口腔黏膜病需要局部联合全身一起治疗。第四,一部分口腔黏膜病久治不愈,属于慢性病,如灼口综合征,可结合中医药治疗获得更好、更长久的协同效应。

目前,口腔黏膜病医师在进行药物治疗时面对着很多困难:①口腔黏膜病以药物治疗为主,治疗中可能用到的药物种类多,对医师在药物知识了解范围及药物临床应用水平方面就有更高的要求。②由于市面上专门治疗口腔黏膜病的药物十分匮乏,且已有药品说明书中适应证明确包含口腔黏膜相关疾病的药物也不多,因此超说明书用药在口腔黏膜病治疗中十分普遍。2022 年 3 月 1 日起施行的《中华人民共和国医师法》首次将诊疗指南和循证医学下的超说明书用药写入法条,其中第二十九条规定:"医师应当坚持安全有效、经济合理的用药原则,遵循药品临床应用指导原则、临床诊疗指南和药品说明书等合理用药。在尚无有效或者更好治疗手段等特殊情况下,医师取得患者明确知情同意后,可以采用药品说明书中未明确但具有循证医学证据的药品用法实施治疗。"医师法的出台不仅使口腔黏膜病的超说明书用药治疗有了法律保障,而且将进一步促进口腔黏膜病药物治疗的临床研究,从而获得更多的循证医学证据以提升口腔合理用药水平。③缺少口腔黏膜病药物治疗指南,目前已有的指南大多以诊疗为主,药物治疗相关的建议均缺少用法用量及等级较高的循证医学证据。

三、常用药物

口腔黏膜病的常用治疗药物,包括局部用药和全身用药。局部用药具有给药方便、用药量小、局部药物浓度高的特点,根据黏膜病损不同,可合理选择含漱剂、软膏剂、凝胶剂、口含片、膜剂等进行治疗。因为病因复杂,全身用药具有多样化、系统化的特点,常用的药物类型包括糖皮质激素、免疫调节药、抗病毒药、抗菌药、维生素与微量元素、抗组胺药等。

(一)糖皮质激素

糖皮质激素因抗炎、抗过敏及免疫抑制作用而在口腔黏膜病治疗中应用广泛,复发性阿弗他溃疡、口腔扁平苔藓、天疱疮、变态反应性口炎、盘状红斑狼疮等发病率较高的口腔黏膜病均以其为主要治疗药物。糖皮质激素的主要用药途径有全身给药、局部敷贴、局部涂抹、局部冲洗、黏膜下注射。糖皮质激素全身使用时大多数情况下为小剂量短疗程,但是对于一些迁延难愈的患者,则可能需要单独或者联合其他免疫抑制药长期应用。

临床使用时存在较多争议的问题:①糖皮质激素全身应用时,骨质疏松、消化道溃疡、低钾血症等不良反应的预防用药时机及治疗药物选择;②糖皮质激素局部制剂的超说明书用药,如地塞米松注射剂用于局部涂擦及稀释后含漱,尤其是目前对用作稀释的溶剂及稀释的倍数没有相关标准,且均为患者居家自行稀释,疗效和安全性需要考证。

(二)免疫调节药

1. 免疫增强药　由于部分口腔黏膜病患者可能机体免疫功能低下,临床上可结合患者全身情况及实验室免疫检测结果综合判定是否需要应用免疫增强药,防止免疫增强药滥用情况的发生。

2. 免疫抑制药　该类药物较少单独用于治疗口腔黏膜病,一般情况下与糖皮质激素联合使用,以达到减少糖皮质激素用量,降低副作用,提高机体对药物敏感性等目的。当患者糖皮质激素治疗效果不佳时,可考虑应用免疫抑制药或具有免疫抑制功能的其他药物。因大多数免疫抑制类药物不良反应多且较为严重,故开具处方时应密切注意药品的遴选、用法用量是否适合患者个体,比如是否有禁忌证、是否需要调整剂量与疗程等。

（三）其他

除上述免疫增强药、免疫抑制药外,还有部分具有免疫调节作用同时兼具抗炎等药理作用的药物在口腔黏膜病治疗中应用广泛。

1. 白芍总苷　白芍总苷说明书中的适应证仅为类风湿关节炎。2022 年《口腔扁平苔藓诊疗指南(修订版)》推荐白芍总苷作为全身用药治疗口腔扁平苔藓。目前在临床中,白芍总苷还被用于单独治疗轻型复发性阿弗他溃疡,或与沙利度胺联合治疗重型、频繁发作的轻型复发性阿弗他溃疡及白塞病(也称白塞综合征),也与小剂量羟氯喹联用治疗盘状红斑狼疮。这些应用尚缺乏充分的循证医学证据,需要更多、更大样本量、更科学的临床研究为白芍总苷的应用提供依据,医疗机构应该按照超说明书用药严格管理。

2. 沙利度胺　沙利度胺虽然在说明书中的适应证仅为控制瘤型麻风反应症,但其在数种口腔黏膜病中的应用已经有充分的循证医学证据。其中,沙利度胺用于治疗复发性阿弗他溃疡在相关指南及口腔黏膜病国家规划教材中均有描述,用于治疗白塞病及红斑狼疮则已列入广东省药学会发布的《超药品说明书用药目录(2020 年版)》,不过目前其治疗剂量与疗程仍不确定,很多医师是根据经验进行治疗。另外,临床还存在将沙利度胺超说明书用于治疗慢性唇炎、地图舌等病因还不明确的疾病,因为目前尚缺少充分的循证医学证据,所以这类处方都属于适应证不适宜。

3. 羟氯喹　羟氯喹说明书的适应证中口腔黏膜病仅有盘状红斑狼疮,与黏膜疾病有关、由阳光引发或加剧的皮肤疾病,即光化性唇炎。由于羟氯喹抗炎、免疫调节的药理作用,其在口腔扁平苔藓、干燥综合征等疾病的治疗中也被证实有效。在羟氯喹相关处方开具时需要注意:①存在眼睛黄斑疾病的患者及 6 岁以下儿童(体重小于 35kg)均为使用禁忌;②儿童用药剂量应根据年龄及体重进行计算;③糖尿病患者用药时降糖药物剂量需要调整;④需要关注患者用药的累积剂量,并监测视觉相关不良反应。

第三节

口腔黏膜病常见问题处方及解析

一、适应证不适宜

案　例　1

【处方描述】

患者信息:男,31 岁。

临床诊断:疱疹性龈口炎。

处方内容：

注射用头孢呋辛钠	0.75g×8 支	0.75g	每日 2 次	静脉滴注
多维元素分散片	90 片	2 片	每日 1 次	口服

【处方问题】适应证不适宜。

【问题分析】口腔单纯疱疹是由单纯疱疹病毒引起的一种病毒感染性疾病,其药物治疗一般包括局部的消炎镇痛、促进愈合,以及全身的抗病毒治疗、支持治疗。而头孢呋辛为抗菌药物,本处方无抗菌药物用药指征,属于适应证不适宜。

【干预建议】建议更换治疗病毒感染的全身药物,如患者有继发细菌感染或确有需要使用抗菌药物的其他疾病,应完善临床诊断。

案 例 2

【处方描述】

患者信息:女,44 岁。

临床诊断:地图舌。

处方内容：

沙利度胺片	25mg×60 片	50mg	每日 1 次	口服
维生素 B_1 片	10mg×200 片	10mg	每日 1 次	口服

【处方问题】适应证不适宜。

【问题分析】地图舌的确切病因尚不明确,但疾病预后良好。对患者进行病情解释说明和心理疏导,帮助其克服恐惧是主要的治疗目标。如患者无明显不适,一般无须进行治疗,若有症状可对症治疗。维生素 B_1 可用来辅助治疗唇舌疾病,但是沙利度胺目前尚无循证医学证据表明其可治疗地图舌,所以本处方属于适应证不适宜。

【干预建议】建议停用沙利度胺,如确有相关适应证,例如患者合并溃疡等症状,应补充临床诊断。

案 例 3

【处方描述】

患者信息:女,31 岁。

临床诊断:口腔念珠菌病。

处方内容：

多糖铁复合物胶囊	150mg×10 粒	150mg	每日 1 次	口服

【处方问题】适应证不适宜。

【问题分析】多糖铁复合物胶囊的适应证为治疗单纯性缺铁性贫血。虽然缺铁性贫血可能会引起口腔黏膜的各种不适症状,也可能造成口腔真菌感染,但在处方中应明确缺铁性贫血的诊断。本处方属于适应证不适宜。

【干预建议】建议停用多糖铁复合物胶囊,如患者确有因单纯性缺铁性贫血引起的相关口腔症状,应补充单纯性缺铁性贫血的临床诊断。

案 例 4

【处方描述】

患者信息:女,44 岁。

临床诊断:慢性唇炎。

处方内容:

氯雷他定片	10mg×6 片	10mg	每日 1 次	口服
盐酸金霉素软膏	1%×2 支	适量	每日 2 次	外用
曲安奈德口腔软膏	1g:1mg×1 支	适量	每日 3 次	外用
乳酸依沙吖啶溶液	100mL:0.1g×1 瓶	5mL	每日 1 次	湿敷

【处方问题】适应证不适宜。

【问题分析】慢性唇炎的病因中不包含过敏反应,治疗首先是避免刺激及保持唇部湿润,合并炎症表现时可用抗生素软膏或糖皮质激素类软膏局部涂抹。氯雷他定可用来治疗变态反应性唇炎,与该处方诊断不符,所以该处方属于适应证不适宜。

【干预建议】建议停用氯雷他定片,如能确定为接触变应原后引起的唇炎,应修改诊断为变态反应性唇炎。

案 例 5

【处方描述】

患者信息:女,47 岁。

临床诊断:灼口综合征。

处方内容:

多维元素分散片	90 片	2 片	每日 1 次	口服
盐酸溴己新片	8mg×100 片	8mg	每日 3 次	口服
杞菊地黄丸	3g/8 丸 ×240 丸	8 丸	每日 3 次	口服

【处方问题】适应证不适宜。

【问题分析】灼口综合征常无明显的临床损害体征,无特征性的组织病理变化,常有明显的精神因素,目前缺乏有效疗法。临床以对因处理如消除局部刺激因素、停用可疑药物、纠正不良生活习惯、积极治疗系统性疾病等为主,同时重视心理治疗。杞菊地黄丸的适应证为滋肾养肝,用于肝肾阴亏、眩晕耳鸣、羞明畏光、迎风流泪、视物昏花,无直接应用于灼口综合征治疗的依据。本处方属于适应证不适宜。

【干预建议】建议停用杞菊地黄丸,如患者确有相关适应证,应补充中医临床诊断或中医证候。

案 例 6

【处方描述】
患者信息:男,51 岁。
临床诊断:牙龈区口腔扁平苔藓。
处方内容:

复方氯己定含漱液	200mL×1 瓶	15mL	每日 2 次	含漱
曲安奈德口腔软膏	1g:1mg×1 支	适量	每日 3 次	外用
茴三硫片	25mg×24 片	25mg	每日 3 次	口服
重组人干扰素 α2b 凝胶	10 万 IU:5g×1 支	适量	每日 4 次	外用

【处方问题】适应证不适宜。

【问题分析】茴三硫片用于胆囊炎、胆结石及消化不适,以及急、慢性肝炎的辅助治疗,还能促进唾液分泌,临床上可用于减轻干燥综合征患者口、咽、鼻的干燥症状,而干燥症状并非口腔扁平苔藓的常见伴随症状。重组人干扰素 α2b 凝胶具有广谱抗病毒作用,临床上用来治疗尖锐湿疣,也可用来治疗带状疱疹、口唇疱疹及生殖器疱疹,虽然病毒感染可能是口腔扁平苔藓的致病因素之一,但该药用于口腔扁平苔藓的治疗仍缺乏足够的证据。该处方属于适应证不适宜。

【干预建议】建议停用茴三硫片及重组人干扰素 α2b 凝胶,如患者确有口干症状或病毒感染指征,则应明确及补充诊断。

案 例 7

【处方描述】
患者信息:男,60 岁。
临床诊断:寻常型天疱疮。
处方内容:

醋酸泼尼松片	5mg×49 片	35mg	每日 1 次	口服

复方氯己定含漱液	200mL×1 瓶	15mL	每日 2 次	含漱
碳酸钙 D₃ 片	0.6g×30 片	0.6g	每日 2 次	口服
艾司奥美拉唑肠溶胶囊	20mg×7 粒	20mg	每日 1 次	口服

【处方问题】适应证不适宜。

【问题分析】国家卫生健康委办公厅于 2020 年 12 月发布了《质子泵抑制剂临床应用指导原则(2020 年版)》,提出针对单纯具备 1 项潜在危险因素的患者,可首选奥美拉唑(常规剂量,每天 1~2 次)口服制剂预防应激性溃疡。其中,发生应激性溃疡的潜在危险因素,包括:①加强护理病房(intensive care unit,ICU)住院时间>1 周;②粪便隐血持续时间>3 天;③大剂量使用糖皮质激素(氢化可的松剂量>250mg/d 或其他剂量相当的药物);④联合使用非甾体抗炎药(non-steroidal anti-inflammatory drugs,NSAIDs)。本处方中患者使用糖皮质激素的剂量未达到上述指导原则中规定的标准,因此不属于预防性应用质子泵抑制剂的适应证,本处方属于适应证不适宜。

【干预建议】建议停用艾司奥美拉唑肠溶胶囊,如患者情况符合艾司奥美拉唑说明书中规定的适用范围,则应在处方中明确及补充诊断。

艾司奥美拉唑肠溶胶囊说明书中规定的适用范围如下。

(1)胃食管反流病:①反流性食管炎的治疗;②已经治愈的食管炎患者预防复发的长期治疗;③胃食管反流性疾病的症状控制。

(2)与适当的抗菌疗法联合用于根除幽门螺杆菌:①愈合与幽门螺杆菌感染相关的十二指肠溃疡;②防止与幽门螺杆菌相关的消化性溃疡的复发。

(3)需要持续非甾体抗炎药治疗的患者:与非甾体抗炎药相关的胃溃疡。

第一篇

案 例 8

【处方描述】

患者信息:男,19 岁。

临床诊断:创伤性溃疡。

处方内容:

复方氯己定含漱液	200mL×1 瓶	15mL	每日 2 次	含漱
复方苯佐卡因凝胶	5g×1 支	适量	每日 3 次	外用
罗红霉素分散片	150mg×12 片	150mg	每日 2 次	口服
沙利度胺片	25mg×14 片	50mg	每日 1 次	口服

【处方问题】适应证不适宜。

【问题分析】创伤性溃疡的病因一般为机械性刺激、化学性灼伤、冷热刺激伤,因此首先是尽快去除刺激因素,其次是局部使用消毒防腐药物。对于有全身症状或继发感染者,可应用抗菌药物治疗。本处方中未明确表示患者有相关全身症状或继发感染,因此使用罗红霉素分散片和沙利度胺片均不合理,本处方属于适应证不适宜。

【干预建议】建议停用罗红霉素分散片及沙利度胺片,如患者确有相关全身症状或继发感染,则应明确及补充诊断。

案 例 9

【处方描述】

患者信息:男,23岁。

临床诊断:慢性唇炎。

处方内容:

白芍总苷胶囊	0.3g×180粒	0.6g	每日3次	口服
醋酸氟轻松乳膏	10g:2.5mg×1支	适量	每日2次	外用
康复新液	100mL×2瓶	10mL	每日3次	湿敷

【处方问题】适应证不适宜。

【问题分析】慢性唇炎病因不明,可能与温度、化学、机械性因素的长期持续性刺激有关,例如气候干燥、风吹、身处高原寒冷地区、烟酒和烫食的刺激、舔唇咬唇的不良习惯等;也可能与精神因素有关,例如郁闷、烦躁、愤怒、多虑等。患者一般无全身疾病。白芍总苷胶囊的药理作用主要为抗炎和免疫调节,不适合用来治疗慢性唇炎,且目前没有充分的循证医学证据证明其对慢性唇炎有效,因此本处方属于适应证不适宜。

【干预建议】建议停用白芍总苷胶囊。

案 例 10

【处方描述】

患者信息:男,32岁。

临床诊断:口腔黏膜下纤维性变。

处方内容:

复方丹参滴丸	27mg×180粒	270mg	每日3次	口服
维生素E软胶囊	50mg×14粒	100mg	每日1次	口服
地塞米松磷酸钠注射液	1mL:5mg×1支	4mg	即刻	黏膜下注射
硫酸羟氯喹片	0.2g×14片	0.2g	每日2次	口服

【处方问题】适应证不适宜。

【问题分析】目前临床治疗口腔黏膜下纤维性变的药物,主要包括糖皮质激素、抗纤维化药物和蛋白水解酶、外周血管扩张剂、抗氧化剂及部分营养支持药物;另外,一些活血化瘀的中药也有效。羟氯喹主要用于疟疾的治疗与预防,说明书中的适应证还包括类风湿关节炎、盘状和系统性红斑狼疮,以及由阳光引发或加剧的皮肤病变;在口腔黏膜病中用于口腔扁平苔藓、光化性唇炎、干燥综合征等疾病的治疗。虽然部分研究认为,其对炎症相关肺纤维化可能有效,但对口腔黏膜下纤维性变的作用还未有循证医学证据,因此本处方属于适应证不适宜。

【干预建议】建议停用硫酸羟氯喹片,如患者确有相关适应证,应补充临床诊断。

二、遴选药品不适宜

案 例 11

【处方描述】
患者信息:女,29 岁。
临床诊断:接触性唇炎。
处方内容:

盐酸西替利嗪片	10mg×10 片	10mg	每日 1 次	口服
氯化钠注射液	100mL:0.9g×1 支	10mL	即刻	外用
曲安奈德口腔软膏	1g:1mg×1 支	适量	每日 3 次	外用

【处方问题】遴选药品不适宜。

【问题分析】本处方中 0.9% 氯化钠注射液仅使用了 10mL,应该是用于局部病损的冲洗清洁,药品规格选择不当。本处方属于遴选药品不适宜。

【干预建议】建议将氯化钠注射液的规格改为 10mL:90mg。

案 例 12

【处方描述】
患者信息:男,46 岁。
临床诊断:糜烂型口腔扁平苔藓、肝功能不全。
处方内容:

醋酸泼尼松片	5mg×21 片	15mg	每日 1 次	晨起口服
复合维生素 B 片	100 片	1 片	每日 3 次	口服

【处方问题】遴选药品不适宜。

【问题分析】泼尼松在体内需要先转化为泼尼松龙,也就是依靠肝脏的代谢酶,将泼尼松转化为泼尼松龙才能发挥作用。因此对于肝功能受损或肝功能不全的患者,应尽可能不选择泼尼松,而选择无须肝脏转化的泼尼松龙。本处方属于遴选药品不适宜。

【干预建议】建议将处方中醋酸泼尼松片更换为泼尼松龙片。

<h2 style="text-align:center">案 例 13</h2>

【处方描述】

患儿信息:女,14 岁。

临床诊断:慢性唇炎。

处方内容:

沙利度胺片	25mg×60 片	50mg	每日 1 次	口服
复方氯己定含漱液	200mL×1 瓶	10mL	每日 3 次	湿敷
他克莫司软膏	10g:3mg×1 支	适量	每日 1 次	外用
盐酸金霉素软膏	1%×1 支	适量	每日 3 次	外用

【处方问题】遴选药品不适宜。

【问题分析】本处方中患儿 14 岁,沙利度胺说明书规定禁用于儿童。慢性唇炎一般以局部治疗为主,如有特定全身症状,应该确定全身症状病因并给予相应治疗。本处方属于遴选药品不适宜。

【干预建议】建议停止使用沙利度胺,以局部治疗为主,如有全身症状再根据相关症状合理选用药物。

<h2 style="text-align:center">案 例 14</h2>

【处方描述】

患者信息:男,41 岁。

临床诊断:复发性阿弗他溃疡、低钾血症、胃溃疡。

处方内容:

醋酸泼尼松片	5mg×21 片	15mg	每日 1 次	晨起口服
复方氯己定含漱液	200mL×1 瓶	10mL	每日 2 次	含漱
复方甘菊利多卡因凝胶	10g:200mg×1 支	适量	每日 4 次	外用

【处方问题】遴选药品不适宜。

【问题分析】根据糖皮质激素的说明书及相关应用指南,胃溃疡及电解质代谢异常均为其禁忌证,尤其该患者有低钾血症,长期应用糖皮质激素会导致血钾进一步降低,可能会危及患者健康。故本处方属于遴选药品不适宜。

【干预建议】建议停止使用泼尼松片,以局部治疗为主,如患者属于重型复发性阿弗他溃疡,且有多次发病史、病史较久,则建议应用沙利度胺或其他免疫抑制药。

案 例 15

【处方描述】

患者信息:女,29岁,妊娠。

临床诊断:疱疹样型复发性阿弗他溃疡。

处方内容:

聚维酮碘含漱液	250mL × 1 瓶	10mL	每日 4 次	含漱
复方甘菊利多卡因凝胶	10g:200mg × 1 支	适量	每日 4 次	外用

【处方问题】遴选药品不适宜。

【问题分析】根据聚维酮碘含漱液的说明书,甲状腺功能不正常者、肾功能异常者应避免长期应用,而孕妇、哺乳期妇女、碘过敏者及 6 岁以下儿童均属于禁用人群。本处方属于遴选药品不适宜。

【干预建议】建议停止使用聚维酮碘含漱液,如需局部消毒防腐,可以选择不含甲硝唑的醋酸氯己定溶液或葡萄糖酸氯己定溶液。

案 例 16

【处方描述】

患者信息:男,56岁。

临床诊断:寻常性天疱疮、血小板减少性紫癜。

处方内容:

甲泼尼龙片	4mg × 120 片	16mg	每日 1 次	口服
雷公藤多苷片	10mg × 50 片	10mg	每日 3 次	口服

【处方问题】遴选药品不适宜。

【问题分析】根据雷公藤多苷片的说明书,严重贫血、白细胞和血小板降低者禁用,儿童、育龄期有孕育要求者、孕妇和哺乳期妇女禁用,心、肝、肾功能不全者禁用,胃、十二指肠溃疡活动期患者禁用,严重心律失常者禁用。该患者有血小板减少性紫癜,属于禁用人群,因此本处方属于遴选药品不适宜。

【干预建议】建议停止使用雷公藤多苷片,可选择沙利度胺等药物联合糖皮质激素进行治疗。

三、药品剂型或给药途径不适宜

案 例 17

【处方描述】

患者信息:女,48岁。

临床诊断:口腔扁平苔藓。

处方内容:

复方氯己定含漱液	200mL×1瓶	15mL	每日2次	含漱
地塞米松磷酸钠注射液	1mL:5mg×4支	1mg	每日3次	外用
沙利度胺片	25mg×14片	50mg	每日1次	口服
复合维生素B片	100片	1片	每日3次	口服

【处方问题】药品剂型不适宜。

【问题分析】根据药品说明书,地塞米松磷酸钠注射液给药途径是注射给药,该处方中该药用法为外用,临床用药应该为局部治疗,应选用糖皮质激素的局部剂型。因此本处方属于药品剂型不适宜。

【干预建议】建议将地塞米松磷酸钠注射液更换为地塞米松乳膏剂,也可更换为其他糖皮质激素的局部制剂。如确因患者个体情况需要使用地塞米松磷酸钠注射液进行局部涂擦,且该用法有充分的循证医学证据,则须经所在医疗机构药事管理与药物治疗学委员会和伦理委员会批准,并完成超说明书用药备案。

案 例 18

【处方描述】

患者信息:男,65岁。

临床诊断:念珠菌口炎。

处方内容:

制霉菌素片	50万单位×100片	100万单位	每日3次	口服
西地碘含片	1.5mg×24片	1.5mg	每日3次	含化
转移因子口服溶液	10mL×24支	10mL	每日3次	口服

【处方问题】给药途径不适宜。

【问题分析】制霉菌素片说明书中规定,其适应证仅限于消化道念珠菌病,用法均为口服。根据FDA批准的适应证及念珠菌病相关国内外指南、专家共识,制霉菌素可用于治疗口腔念珠菌感染,但给药方法为将一次剂量分为 2 份,分别置于两侧口腔内,并在吞咽前尽量保持较久的时间。因此本处方属于给药途径不适宜。

【干预建议】建议制霉菌素片的给药途径改为含化。需要将制霉菌素片含化治疗口腔念珠菌感染,并通过各医疗机构的超说明书用药备案流程。

案 例 19

【处方描述】

患者信息:男,39 岁。

临床诊断:疱疹样型复发性阿弗他溃疡。

处方内容:

| 地塞米松磷酸钠注射液 | 1mL:5mg×5 支 | 5mg | 每日 1 次 | 静脉注射 |
| 西地碘含片 | 1.5mg×24 片 | 1.5mg | 每日 3 次 | 含化 |

【处方问题】给药途径不适宜。

【问题分析】地塞米松磷酸钠注射液说明书中的给药途径为注射给药,但在本处方中,针对该患者的实际给药途径为将地塞米松磷酸钠注射液稀释后含漱。因为患者疱疹样型复发性阿弗他溃疡受损面较大且分散,所以使用糖皮质激素软膏或凝胶剂型均难以达到理想的局部治疗效果。本处方属于给药途径不适宜。

【干预建议】建议将地塞米松磷酸钠注射液的给药途径改为稀释后含漱。需要将此用法在医疗机构超说明书用药备案。

四、用法、用量不适宜

案 例 20

【处方描述】

患者信息:男,65 岁。

临床诊断:增殖型念珠菌病。

处方内容:

氟康唑胶囊	100mg×6 粒	100mg	每日 1 次	口服
碳酸氢钠片	0.5g×30 片	8 片	每日 3 次	稀释后含漱
西地碘含片	1.5mg×24 片	1.5mg	每日 3 次	含化

【处方问题】用法、用量不适宜。

【问题分析】在念珠菌感染的治疗中,由于缺乏碳酸氢钠的溶液剂,临床会采用超说明用药的方式将碳酸氢钠片加入一定量的纯化水或凉开水中制成 3% 或 4% 浓度的碳酸氢钠溶液,一般来说会将 6 片或 8 片碳酸氢钠片用 100mL 纯化水稀释,用法用量为每次 10mL,相当于碳酸氢钠 0.3g 或 0.4g,每日 3 次含漱,因此处方中单次的用量 8 片共 4g,剂量过大,本处方属于用法、用量不适宜。

【干预建议】碳酸氢钠片的该用法属于超说明书用药,按照国家相关法规政策应该先根据各个医疗机构的规定,将碳酸氢钠片加定量纯化水或凉开水制成溶液剂进行含漱的用法完成院内超说明书用药备案。处方中的用量应该为一次含漱碳酸氢钠的用量,如 0.3g 或 0.4g,用药途径的描述方式可以为"稀释后含漱"。另外,药师应该对患者详细交代该用法,有条件的应该进行文字说明。

备注:本案例中碳酸氢钠片加定量纯化水或凉开水制成溶液剂进行含漱的用法在临床十分常见,大多数涉及真菌感染的口腔黏膜病均作为治疗及预防用药,因此,当本书后续处方中再次出现时,视为已经进行超说明书用药备案的合理用法。

案　例　21

【处方描述】

患者信息:女,39 岁。

临床诊断:接触性口炎。

处方内容:

| 氯雷他定片 | 10mg×12 片 | 10mg | 每日 3 次 | 口服 |
| 复合维生素 B 片 | 100 片 | 1 片 | 每日 3 次 | 口服 |

【处方问题】用法、用量不适宜。

【问题分析】根据氯雷他定片的药品说明书,其用法用量为成人及 12 岁以上儿童:每日 1 次,一次 1 片(10mg)。本处方的日剂量为 30mg,用量过大,所以本处方属于用法、用量不适宜。

【干预建议】建议更改氯雷他定片的给药频次为每日 1 次。

案　例　22

【处方描述】

患者信息:男,18 岁。

临床诊断:复发性阿弗他溃疡。

处方内容:

| 口炎清颗粒 | 3g×64 袋 | 9g | 每日 3 次 | 口服 |
| 氨来呫诺糊剂 | 5g:250mg×1 支 | 适量 | 每日 4 次 | 外用 |

【处方问题】用法、用量不适宜。

【问题分析】口炎清说明书中的用法用量是每日 1~2 次,一次 2 袋。本处方不仅超剂量,而且超给药频次,属于用法、用量不适宜。

【干预建议】建议更改口炎清颗粒的用法、用量为"6g 每日 2 次"。

案 例 23

【处方描述】

患者信息:男,57 岁。

临床诊断:正中下唇黏膜盘状红斑狼疮。

处方内容:

硫酸羟氯喹片	0.2g×14 片	0.4g	每日 2 次	口服
他克莫司软膏	0.1%×1 支	适量	每日 2 次	外用

【处方问题】用法、用量不适宜。

【问题分析】根据药品说明书,硫酸羟氯喹片第一次剂量为每日 0.4g,分次服用。当疗效不再进一步改善时,剂量可减至 0.2g 维持。如果治疗反应有所减弱,维持剂量应增加至每日 0.4g。应使用最小有效剂量,不应超过每日 6.5mg/kg 或 0.4g,甚至更小量。本处方中硫酸羟氯喹的剂量为每日 0.8g,分两次服用,超过了说明书建议的安全剂量,属于用法、用量不适宜。

【干预建议】建议将硫酸羟氯喹片的剂量改为"0.2g 每日 2 次"。

案 例 24

【处方描述】

患儿信息:男,8 岁 4 个月 2 天。

临床诊断:创伤性溃疡。

处方内容:

西吡氯铵含漱液	200mL:0.2g×1 瓶	15mL	每日 3 次	含漱
复方甘菊利多卡因凝胶	10g:200mg×1 支	适量	每日 4 次	外用
牛碱性成纤维细胞生长因子外用溶液	63 000IU×1 瓶	100IU	每日 1 次	外用
甘草锌颗粒	5g×15 袋	5g	每日 2 次	口服

【处方问题】用法、用量不适宜。

【问题分析】根据复方甘菊利多卡因凝胶的说明书要求,儿童每次凝胶的用量长度不应超过 0.5cm,且 24 小时内不应超过 3 次,本处方中的用药频率为每日 4 次;8 岁儿童的甘草锌颗粒剂量应该为每次 1.5g,每日 2~3 次,一袋 5g 可以 1 日分 3 次,对儿童来说,本处方日剂量过大,属于用法、用量不适宜。

【干预建议】建议将复方甘菊利多卡因凝胶的给药频次改为每日 3 次;将甘草锌颗粒的给药剂量及用药频率分别改为 1.5g、每日 3 次。

案 例 25

【处方描述】

患者信息:女,62 岁。

临床诊断:带状疱疹。

处方内容:

复方氯己定含漱液	200mL×1 瓶	15mL	每日 2 次	含漱
阿昔洛韦片	0.1g×72 片	0.2g	每日 5 次	口服
转移因子胶囊	3mg×72 片	6mg	每日 3 次	口服
复方苯佐卡因凝胶	5g×2 支	适量	每日 3 次	外用

【处方问题】用法、用量不适宜。

【问题分析】根据阿昔洛韦的说明书及 2018 年《带状疱疹中国专家共识》,阿昔洛韦片用于治疗带状疱疹时的用法、用量应为 0.4~0.8g/ 次,每日 5 次,服用 7 天。本处方中的剂量为 0.2g,是生殖器疱疹初治和免疫缺陷者皮肤黏膜单纯疱疹的治疗剂量。因此本处方属于用法、用量不适宜。

【干预建议】建议将阿昔洛韦片的每次剂量改为 0.4~0.8g,开具药品数量改为足够 7 日疗程使用。

案 例 26

【处方描述】

患者信息:女,71 岁。

临床诊断:萎缩性舌炎伴贫血。

处方内容:

维生素 B_{12} 注射液	1mL∶1mg×10 支	1mg	隔日 1 次	肌内注射
叶酸片	5mg×100 片	5mg	每日 3 次	口服
胸腺肽肠溶胶囊	5mg×168 片	10mg	每日 3 次	口服
碳酸氢钠片	0.5g×100 片	0.4g	每日 3 次	稀释后含漱

【处方问题】用法、用量不适宜。

【问题分析】维生素 B_{12} 注射液说明书中的推荐用法用量为肌内注射,成人每日 0.025~0.100mg(0.05~0.20 支)或隔日 0.05~0.20mg(0.1~0.4 支),共 2 周。用于神经炎时,用量可酌增。本品也可用于穴位封闭。本处方中患者的单次用量为 1mg,属于用法、用量不适宜。

【干预建议】建议按照每次注射实际用量开具处方。

案 例 27

【处方描述】

患者信息:男,23 岁。

临床诊断:沟纹舌。

处方内容:

西吡氯铵含片   2mg×24 片   1mg   每日 4 次   含化

【处方问题】用法、用量不适宜。

【问题分析】根据西吡氯铵含片的说明书,用法用量为每日 3~4 次,每次 1 片。本处方为每次 1mg,属于用法、用量不适宜。

【干预建议】建议将西吡氯铵含片的用量改为每次 2mg。

案 例 28

【处方描述】

患者信息:男,45 岁。

临床诊断:红斑型念珠菌性口炎。

处方内容:

氟康唑胶囊	100mg×12 粒	400mg	每日 1 次	口服
胸腺肽肠溶胶囊	5mg×168 片	10mg	每日 3 次	口服
碳酸氢钠片	0.5g×100 片	0.4g	每日 3 次	稀释后含漱

【处方问题】用法、用量不适宜。

【问题分析】根据氟康唑胶囊的说明书,其治疗不同类型念珠菌病的用法用量不同,用于播散性念珠菌病为首剂每日 400mg,之后每日 200mg,每日 1 次;用于口咽部念珠菌感染时首剂每日 200~400mg,之后每日 100~200mg,每日 1 次。本处方中的剂量为每日 400mg,剂量过大,因此本处方属于用法、用量不适宜。

【干预建议】建议将氟康唑胶囊的用量改成 100~200mg,每日 1 次,可由药师告知患者首剂加倍,顿服。

案 例 29

【处方描述】

患者信息：女，76岁。

临床诊断：复发性阿弗他溃疡。

处方内容：

牛碱性成纤维细胞生长因子凝胶　5g：21 000IU　5g　每日1次　外用

【处方问题】用法、用量不适宜。

【问题分析】牛碱性成纤维细胞生长因子凝胶为局部制剂，说明书中用法用量为将凝胶直接涂于清创后的伤患处，覆以适当大小的消毒敷料，适当包扎即可。推荐剂量为每次约300IU/cm²，每日1次，或遵医嘱。在口腔黏膜病临床使用时与局部创伤不同，仅按照病损大小涂抹适当凝胶即可，本处方单次剂量为5g，不合理，属于用法、用量不适宜。

【干预建议】建议将其单次用量改为适量，或者按照患者病损面积300IU/cm²估算，具体使用方法可由药师详细告知患者。若口腔黏膜病中使用的局部制剂说明书中未强调单位面积用量，则在处方中的单次用量也可用"适量"表示。

案 例 30

【处方描述】

患者信息：男，33岁。

临床诊断：肉芽肿性唇炎。

处方内容：

氯雷他定片	10mg×6片	10mg	每晚1次	口服
醋酸泼尼松片	5mg×21片	15mg	每晚1次	口服

【处方问题】用法、用量不适宜。

【问题分析】糖皮质激素类药物具有抗过敏、抗炎的作用，根据人体激素分泌的生理曲线特征，凌晨是激素水平的低谷，早上8点是激素水平的高峰，晚上服用可能会使患者精神兴奋，影响睡眠休息，不建议晚上服用。因此本处方属于用法、用量不适宜。

【干预建议】建议将醋酸泼尼松片的给药频次修改为晨起顿服1次。

五、联合用药不适宜

【处方描述】

患者信息:男,60 岁。

临床诊断:口腔扁平苔藓。

处方内容:

复方氯己定含漱液	200mL×1 瓶	10mL	每日 2 次	含漱
聚维酮碘含漱液	250mL×1 瓶	10mL	每日 4 次	含漱
维 A 酸乳膏	10g:10mg×1 支	适量	每日 3 次	外用
白芍总苷胶囊	0.3g×180 粒	0.6g	每日 3 次	口服

【处方问题】联合用药不适宜。

【问题分析】聚维酮碘属于消毒防腐药,是广谱强效杀菌剂。复方氯己定为消毒防腐药与抗菌药组成的复方制剂,其中氯己定为广谱杀菌剂,甲硝唑具有抗厌氧菌作用。对患者来说,本处方中两者均为含漱剂,药理作用类似,无须两者同时使用,因此属于联合用药不适宜。

【干预建议】建议复方氯己定含漱液和聚维酮碘含漱液两种药物选择一种即可。

【处方描述】

患者信息:男,48 岁。

临床诊断:白塞病、胃食管反流。

处方内容:

醋酸泼尼松片	5mg×21 片	15mg	每日 1 次	口服
甲氨蝶呤片	2.5mg×16 片	10mg	每周 1 次	口服
奥美拉唑肠溶胶囊	20mg×14 粒	20mg	每日 1 次	口服
复方氯己定含漱液	200mL×1 瓶	15mL	每日 4 次	含漱
冰硼散	1.5g×1 袋	适量	每日 4 次	外用

【处方问题】联合用药不适宜。

【问题分析】白塞病是一种临床表现可累及口腔、眼部、生殖器、皮肤等多部位的慢性炎症性系统性疾病,其口腔症状和发作规律与复发性阿弗他溃疡类似。本病目前还无公认

第二篇

的有效根治方法,口腔治疗以控制现有症状,减缓疾病进展为主;若患者出现了系统性表现,则应转诊至其他相关科室治疗。根据口腔黏膜病相关教材及指南,糖皮质激素对控制白塞病的急性症状有效,尤其是伴随口腔巨大溃疡者,可同时联合使用免疫抑制药进行治疗,因此针对白塞病使用口腔溃疡治疗常用的局部制剂及糖皮质激素泼尼松联合免疫抑制药甲氨蝶呤全身用药是合理的。另外,奥美拉唑肠溶胶囊在治疗患者胃食管反流症的同时,预防糖皮质激素引起的胃黏膜损伤也是合理的。

但是根据美国 FDA 的声明及药品说明书提示,在服用质子泵抑制剂期间如使用甲氨蝶呤,部分患者的血清甲氨蝶呤水平升高而毒性增加,因此尽量应该避免两种药物联用。本处方属于联合用药不适宜。

【干预建议】建议患者改用 H_2 受体拮抗剂如雷尼替丁、西咪替丁等药物。另外需要特别注意的是,患者药物治疗期间应该充分关注糖皮质激素引起的消化道不良反应。

六、重复用药

案 例 33

【处方描述】

患者信息:女,22 岁。

临床诊断:复发性阿弗他溃疡。

处方内容:

口腔溃疡散	3g×1 瓶	适量	每日 3 次	外用
聚维酮碘含漱液	250mL:2.5g×1 瓶	10mL	每日 4 次	含漱
多维元素分散片	90 片	2 片	每日 1 次	口服
复合维生素 B 片	100 片	1 片	每日 3 次	口服

【处方问题】重复用药。

【问题分析】多维元素分散片与复合维生素 B 片中均含 B 族维生素成分,因此本处方属于重复用药。

【干预建议】建议在多维元素分散片与复合维生素 B 片中选用一种即可。

案 例 34

【处方描述】

患者信息:男,33 岁。

临床诊断:糜烂型口腔扁平苔藓(轻度)。

处方内容：

曲安奈德注射液	1mL：40mg×1 支	40mg	即刻	黏膜下注射
曲安奈德口腔软膏	1g：1mg×1 支	适量	每日 3 次	外用
复方庆大霉素膜	1 000IU×10 片	适量	每日 3 次	外用
西吡氯铵含漱液	200mL：0.2g×1 瓶	15mL	每日 3 次	含漱

【处方问题】重复用药。

【问题分析】复方庆大霉素中含有庆大霉素、丁卡因及醋酸地塞米松，曲安奈德和地塞米松都是糖皮质激素，两种药物药理作用相同，且均为局部作用制剂，因此本处方属于重复用药。

【干预建议】建议选择曲安奈德口腔软膏与复方庆大霉素膜中的一种即可。如需要局部止痛效果的制剂，可将复方庆大霉素膜更换为不含糖皮质激素的局部制剂。

七、超常处方

案 例 35

【处方描述】

患者信息：男，27 岁。

临床诊断：病损待查。

处方内容：

重组人干扰素 α2b 凝胶　10 万 IU：5g×1 支　适量　每日 4 次　外用

【处方问题】无适应证用药。

【问题分析】重组人干扰素 α2b 凝胶是一种广谱抗病毒药物，主要用于病毒性的口唇疱疹、带状疱疹等，也有调节免疫等作用。本处方中诊断为病损待查，不能明确是与病毒感染或该药物药理作用有关的病因，因此本处方属于无适应证用药。

【干预建议】建议医师明确相关临床诊断，如无法确定诊断，可在初步诊断基础上，根据患者口腔黏膜症状开具缓解症状的局部制剂。

案 例 36

【处方描述】

患者信息：男，55 岁，口内湿润度正常，口内黏膜正常，无病损。

临床诊断：口腔异感症。

处方内容：

牛碱性成纤维细胞生长因子凝胶　5g：21 000IU　0.2g　每日 3 次　外用

【处方问题】无适应证用药。

【问题分析】临床上引起口腔异物感的原因很多，包括咽部炎症、精神疾病、胃部疾病等，但目前该患者黏膜无病损，口内湿润度也正常，应用促进愈合的牛碱性成纤维细胞生长因子凝胶不合理。本处方属于无适应证用药。

【干预建议】建议停用牛碱性成纤维细胞生长因子凝胶。

案　例　37

【处方描述】

患者信息：女，50 岁。

临床诊断：口腔念珠菌病。

处方内容：

复合维生素 B 片	100 片	1 片	每日 3 次	口服
西吡氯铵含漱液	200mL：0.2g×1 瓶	15mL	每日 3 次	含漱
甲钴胺片	0.5g×20 片	0.5g	每日 3 次	口服

【处方问题】无适应证用药。

【问题分析】口腔念珠菌病是一种常见的口腔内真菌感染疾病，药物治疗一般包括局部抗真菌及消毒防腐、全身抗真菌药物治疗、增强免疫力的支持治疗。甲钴胺是治疗周围神经病的药物，本案例中无相关用药指征，本处方属于无适应证用药。

【干预建议】建议停用甲钴胺片，患者如有周围神经病变相关症状，应完善诊断信息。

案　例　38

【处方描述】

患者信息：男，32 岁。

临床诊断：化疗性口炎。

处方内容：

双氯芬酸钠肠溶片	25mg×30 片	25mg	每日 3 次	口服
塞来昔布胶囊	200mg×6 粒	200mg	每日 1 次	口服
复方氯己定含漱液	200mL×1 瓶	10mL	每日 2 次	含漱

【处方问题】无正当理由为同一患者开具两种以上药理作用相同的药物。

【问题分析】双氯芬酸钠和塞来昔布均对环氧合酶-2有抑制作用,镇痛的药理作用相同,合用会增加消化道溃疡的发生率,其他不良反应的发生率也高于单独使用其中任何一种时,各类指南也均未推荐两种非甾体抗炎解热镇痛药联合使用,也没有任何循证医学证据显示联合应用有协同或加成作用。因此本处方属于无正当理由为同一患者开具两种以上药理作用相同的药物。

【干预建议】建议根据患者身体情况选择其中一种即可。

八、合并问题

案 例 39

【处方描述】

患者信息:女,16岁。

临床诊断:口腔溃疡。

处方内容:

口腔溃疡散	3g×1瓶	适量	每日3次	外用
聚维酮碘含漱液	250mL:2.5g×1瓶	10mL	每日4次	口服
维生素C片	0.1g×100片	0.3g	每日3次	口服

【处方问题】药品剂型或给药途径不适宜,用法、用量不适宜。

【问题分析】①聚维酮碘为广谱强效杀菌药,属于外用制剂,不可口服,正确使用方法应为直接漱口或用等体积的温水稀释漱口,含漱10秒后弃去,不能吞咽,本处方属于给药途径不适宜;②维生素C作为饮食补充时的剂量为每日0.05~0.10g,用于确诊维生素C缺乏时的每日剂量也仅为0.1~0.3g,本处方中维生素的日剂量为0.9g,剂量过大,属于用法、用量不适宜。

【干预建议】建议将聚维酮碘的用药途径改为含漱;建议将维生素C的用法、用量改成"0.1g 每日1次 口服"。

案 例 40

【处方描述】

患者信息:男,68岁。

临床诊断:念珠菌口炎伴口干、2型糖尿病、糖尿病肾病。

处方内容:

制霉菌素片	50万单位×100片	50万单位	每日3次	含化
西吡氯铵含片	2mg×24片	2mg	每日3次	含化

| 茴三硫片 | 25mg×24 片 | 25mg | 每日 3 次 | 含化 |
| 伊曲康唑口服液 | 150mL：1.5g×1 瓶 | 20mL | 每日 1 次 | 口服 |

【处方问题】遴选药品不适宜、药品剂型或给药途径不适宜。

【问题分析】①伊曲康唑口服液的说明书中强调只有潜在获益大于风险时方可用于老年患者，另外还说明对于某些肾功能不全患者，药物的暴露量可能更低，应谨慎使用，可考虑调整剂量。该患者 68 岁且患有糖尿病肾病，可选择其他抗真菌药物。而对于伊曲康唑口服液的给药途径，说明书中做出如下描述"对口腔和／或食管念珠菌病，应将本口服液在口腔内含漱约 20 秒后再吞咽。吞咽后不可用其他液体漱口"。②茴三硫片说明书中针对干燥症状及纠正某些药品引起的口干症时，与胆囊炎治疗的给药途径一样，均是口服而非含化。综上所述，本处方属于遴选药品不适宜、给药途径不适宜。

【干预建议】建议停止使用伊曲康唑口服液，可更换为其他适合该患者的抗真菌药物。若医师判断使用该药对患者利大于弊，则可继续使用，但需要降低给药剂量，且给药途径应改为含漱后口服。更改茴三硫片的给药途径为口服。

案 例 41

【处方描述】

患者信息：男，39 岁。

临床诊断：糜烂型口腔扁平苔藓。

处方内容：

曲安奈德注射液	1mL：40mg×1 支	40mg	即刻	局部注射
盐酸利多卡因注射液	5mL：0.1g×1 支	0.02g	即刻	局麻
牛碱性成纤维细胞生长因子外用溶液	63 000IU×1 瓶	400IU	每日 1 次	外用
口炎清颗粒	3g×16 袋	6g	每日 2 次	口服

【处方问题】给药途径不适宜、适应证不适宜。

【问题分析】①指南推荐糜烂型口腔扁平苔藓及重型复发性阿弗他溃疡的局部药物治疗中，可选择曲安奈德、地塞米松、倍他米松这些长效糖皮质激素进行病损区基底部即黏膜下注射，根据糜烂面积确定糖皮质激素剂量，也可混合适量局部麻醉药止痛。若为混合后注射，则处方中曲安奈德注射液和盐酸利多卡因注射液的给药途径应该保持一致。②口腔扁平苔藓具有一定的恶变率，牛碱性成纤维细胞生长因子外用溶液对来源于中胚层和外胚层的细胞（如上皮细胞、真皮细胞、成纤维细胞、血管内皮细胞等）具有促进修复和再生作用。有文献报道类似生长因子在多种恶性肿瘤细胞中有高表达，临床上通常考虑口腔扁平苔藓存在恶变倾向，对糜烂型口腔扁平苔藓通常需要行活检，而该处方未明确活检结果，故使用牛碱性成纤维细胞生长因子外用溶液为适应证不适宜。

【干预建议】建议将盐酸利多卡因注射液及曲安奈德注射液的给药途径均改为黏膜下注射；建议停用牛碱性成纤维细胞生长因子外用溶液。

案　例　42

【处方描述】

患者信息：男，39 岁。

临床诊断：复发性阿弗他溃疡、慢性牙周炎。

处方内容：

氨来呫诺糊剂	5g：250mg×1 支	适量	每日 3 次	外用
甘露聚糖肽胶囊	10mg×24 粒	10mg	每日 3 次	口服
西帕依固龈液	100mL×1 瓶	5mL	每日 3 次	口服

【处方问题】剂型与给药途径不适宜、适应证不适宜。

【问题分析】①西帕依固龈液说明书中的用法用量描述为"含漱 2~3 分钟，吞服无妨。一次约 3~5mL，一日 3~5 次"。正确的给药方式应为含漱，"吞服无妨"仅提示患者误服不必担心，而非给药途径，故属于给药途径不适宜。②甘露聚糖肽胶囊属于免疫增强药，应根据患者情况，在患者免疫力低下时使用，避免滥用，本处方中未见任何诊断或症状描述表明患者免疫力低下，因此属于适应证不适宜。

【干预建议】建议将西帕依固龈液的给药途径改成含漱；建议停用甘露醇糖肽胶囊，如患者确为免疫力低下，应补充诊断。

（成黎霏）

| 参考文献

1. 陈谦明．口腔黏膜病学．5 版．北京：人民卫生出版社，2020.
2. 华红，周刚．常见口腔黏膜病诊治图解．北京：人民卫生出版社，2021.
3. 中华口腔医学会口腔黏膜病学专业委员会，中华口腔医学会中西医结合专业委员会．口腔扁平苔藓诊疗指南（修订版）．中华口腔医学杂志，2022, 57 (2): 115-121.
4. 中国医疗保健国际交流促进会皮肤科分会．寻常型天疱疮诊断和治疗专家建议 (2020).中华皮肤科杂志，2020, 53 (1): 1-7.
5. 中国成人念珠菌病诊断与治疗专家共识组．中国成人念珠菌病诊断与治疗专家共识．中国医学前沿杂志 (电子版)，2020, 12 (1): 35-50.
6. 糖皮质激素类药物临床应用指导原则．中华内分泌代谢杂志，2012, 28 (2): 171-202.
7. 沈悌，厉有名．糖皮质激素临床的合理使用．2 版．北京：人民卫生出版社，2018.

8. 中华人民共和国国家卫生健康委员会. 质子泵抑制剂临床应用指导原则 (2020 年版): 国卫办医函〔2020〕973 号 .(2020-12-03)[2022-09-13]. http://www. nhc. gov. cn/yzygj/s7659/202012/9aac2b191c844082aac2df73b820948f. shtml.

9. 重庆市医院协会药事管理专业委员会. 质子泵抑制剂审方规则专家共识 . 中国药房, 2022, 33 (8): 897-910.

第四章 口腔种植

口腔种植概述

口腔种植是一种以植入骨组织内的下部结构为基础来支持、固位上部牙修复体,以获得长期稳定、舒适的咀嚼功能和牙外形的修复方式。常用的种植体系统包括种植体、基台和上部结构(冠、桥)三个主要组成部分,主要用于牙列缺损和牙列缺失的修复。

口腔种植修复的目的是通过种植牙修复替代缺失牙的功能及外形。它改变了以往牙列缺失义齿修复的方式。种植体植入后,与颌骨牢固结合,作为基础进行义齿修复,可省去大基托和卡环,避免对邻牙的调磨。种植后的义齿具有较为良好的咀嚼功能,并且上部结构由于日趋先进的技术、精密的配色,几乎可以达到以假乱真的程度。

种植体的植入需要通过口腔种植手术进行。口腔种植手术是指采用外科手术方法将金属钛等生物相容性材料作为人工牙根植入上、下颌骨,并通过骨结合后形成的牢固基桩来支持义齿的一种新的技术方法。种植体与骨组织维持长期的骨结合是种植成功的关键,而规范的种植体植入外科操作是获得成功的基础。

依据不同的分类方式,口腔种植手术可以分为如下类型:即刻种植、早期种植及延期种植;埋入式种植、非埋入式种植;翻瓣种植术、不翻瓣种植术。

口腔种植手术须严格遵循手术的适应证和禁忌证,术前对患者全身及局部进行检查评估。患者无系统性疾病,牙缺失,邻牙及局部软硬组织健康,张口度正常,颞下颌关节功能无异常,颌间间隙无明显异常,全身健康状况能耐受种植体植入手术,患者主动要求种植义齿修复者,可进行种植手术。对于有内分泌系统、免疫系统、呼吸系统、循环系统等慢性系统性疾病的患者,应积极治疗和控制,术前再次进行复查和评估。患有严重系统性疾病,威胁生命安全并有功能丧失者,例如急性白血病、癌症、糖尿病晚期、局部严重感染等,为手术的禁忌证。随着科技的进步,骨质疏松和糖尿病已经不再是种植手术的绝对禁忌证,但仍应根据患者全身情况可能对种植疗效产生的影响进行评估。

口腔种植手术需要遵循外科基本原则,结合种植特点,在专门的手术室进行。常规要求与外科手术基本相同,主要包括以下几点。

1. 外科无菌原则 口腔种植外科属于口腔颌面外科手术范畴。术者、手术器械、种植器械、患者的口腔消毒和术区面部消毒均需要按照口腔颌面外科手术标准进行。

2. 微创原则 种植手术通常在局麻下进行,与头颈部肿瘤、颌面部外伤手术相比,手术步骤相对少,局部解剖结构清晰,手术应尽量在微创下进行,以减轻术后不良反应,减少患者的不适。

3. 防止副损伤原则 牙种植术的主要范围在颌骨,要避免对周围其他组织造成伤害,或发生误穿。对骨量不足或骨凹的患者应进行充分的设计。术中要注意避免损伤邻牙。

4. 初期稳定原则 种植体的初期稳定性是未来骨结合的基础,需要注意以下方面:①逐级备洞,保证备洞精度;②骨质疏松患者,采用级差备洞;③保护牙槽嵴表面的骨皮质。

5. 尽量保留健康附着龈原则 术中应尽量保留附着龈,因为种植体周软组织的成功愈合有利于形成良好的软组织封闭,抵抗细菌和机械性损伤,保持种植体的稳定。

6. 以生物学为导向原则 种植治疗的最终目标是能获得长期稳定的功能和美学修复。种植体良好的三维位置有利于获得模拟天然牙的修复体,以维持健康稳定的种植体周软组织。

第二节

口腔种植用药原则及特点

口腔种植用药主要包括围手术期及预防和治疗并发症的药物,可能用到麻醉、镇静镇痛、抗感染等多种药物,均须遵循合理用药的原则。

一、术前用药

术前用药方案应根据患者的健康情况、手术复杂程度和植入等情况来确定,主要包括预防性抗菌药物的应用、局部麻醉及镇静。

(一)预防性抗菌药物的应用

种植手术按照手术切口类别划分为清洁-污染手术,而且种植手术有外源性植入物植入,根据《关于印发抗菌药物临床应用指导原则(2015年版)的通知》(国卫办医发〔2015〕43号),种植手术可以预防性应用抗菌药物。

1. 抗菌药物种类选择　在多数情况下,引发感染的细菌来自术区本身。在口腔环境中,感染菌通常包括厌氧菌与需氧菌,相关研究表明链球菌是感染早期的主要病原菌。理想抗菌药物的抗菌谱能覆盖并有效针对以上两类病原菌,且尽可能降低不良反应发生率,减少耐药性的发生。

2. 抗菌药物给药时机　围手术期预防性使用抗菌药物的目的是保证手术部位暴露时,局部组织和血清中抗菌药物可以达到杀灭手术过程中沾染细菌的药物浓度。

3. 种植手术前抗菌药物选择　口腔种植手术按照口腔颌面外科手术要求,属于清洁-污染手术,要求根据《抗菌药物临床应用指导原则(2015年版)》推荐选择对应药物。但目前国内的种植手术一般都在门诊进行,抗菌药物的选择也以口服给药方式为主,主要包括:①广谱青霉素类,如阿莫西林、阿莫西林克拉维酸钾等。②头孢菌素类,第一代头孢菌素主要为头孢唑林,第二代头孢菌素主要为头孢呋辛。预防应用时,静脉给药应符合相关给药时间规定,口服给药应考虑药物本身的药代动力学/药效学,使手术切口暴露时局部组织中达到足以杀灭手术过程中入侵切口细菌的药物浓度。③硝基咪唑类,如甲硝唑、替硝唑,具有很强的抗厌氧菌作用,可与阿莫西林、第一代头孢、第二代头孢联合,作为种植手术的预防用药。④林可酰胺类,对革兰氏阳性菌及厌氧菌有良好抗菌活性,所以在口腔科的应用也较广泛。常用药物为克林霉素。⑤大环内酯类,常用的代表性药物是罗红霉素、阿奇霉素,当患者头孢菌素类过敏时可替代性选用。

（二）局部麻醉药

局部麻醉药为镇痛和临床操作提供了便利,种植手术常用的局部麻醉药主要为酰胺类,常用药物为利多卡因和阿替卡因。阿替卡因易在组织内扩散,局部麻醉作用强,经常与肾上腺素组成复方制剂,但需要注意严重高血压、心律失常、糖尿病患者慎用。

（三）镇静药

种植手术多在局麻条件下进行,对患者实施镇静可以缓解患者紧张、恐惧情绪,减轻疼痛,提高手术的安全性和患者的舒适度。常用苯二氮䓬类药物,例如地西泮、咪达唑仑。咪达唑仑吸收很快,达峰时间为15~60分钟,术前配合局部麻醉效果较好。

二、术后用药

术后用药主要涉及预防用抗菌药物及镇痛。患者围手术期抗菌药物使用应不超过48小时,术后可选用含漱液含漱,常用氯己定溶液、聚维酮碘溶液等。当术后出现感染症状时,可以给予抗感染治疗。术后1~2日可口服镇痛药,常用布洛芬缓释胶囊、洛索洛芬钠片等。

口腔种植常见问题处方及解析

一、适应证不适宜

案 例 1

【处方描述】

患者信息:女,35 岁。

临床诊断:牙缺失。

处方内容:

双氯芬酸钠缓释片　50mg×20 片　1 片　每日 1 次　口服

【处方问题】适应证不适宜。

【问题分析】双氯芬酸钠是一种非甾体抗炎药,用于缓解类风湿关节炎、骨关节炎及各种软组织风湿性疼痛,急性的轻、中度疼痛,如手术后、创伤后、劳损后、牙痛、头痛等。本处方临床诊断为牙缺失,未明确患者是否有疼痛情况,临床诊断不符合该药物适应证范围,该处方属于适应证不适宜。

【干预建议】如患者确有疼痛等相关症状,应完善临床诊断。

案 例 2

【处方描述】

患者信息:男,33 岁。

临床诊断:牙列缺损。

处方内容:

复方氯己定含漱液　300mL×1 瓶　10mL　每日 2 次　含漱

【处方问题】适应证不适宜。

【问题分析】复方氯己定含漱液用于龈炎、冠周炎、口腔黏膜炎等引起的牙龈出血、牙周脓肿、口腔黏膜溃疡等的辅助治疗。牙列缺损是指上、下颌牙列有不同数量的牙缺失,常用的治疗有种植或者修复,不符合该药物适应证范围,该处方属于适应证不适宜。

【干预建议】如为牙种植术后预防感染和清理口腔环境而开具,或患者确因相关口腔疾病治疗所需,应完善临床诊断。

案 例 3

【处方描述】

患者信息:男,65岁。

临床诊断:牙体缺损。

处方内容:

盐酸米诺环素软膏　0.5g×1支　0.5g　即刻　注入牙周袋内

【处方问题】适应证不适宜。

【问题分析】盐酸米诺环素软膏用于药敏性的牙龈卟啉单胞菌、中间普氏菌、产黑色素普氏菌、啮蚀艾肯菌、具核梭杆菌、伴放线菌团聚杆菌所致牙周炎(慢性牙周炎)的各种症状,一般将软膏注满患部牙周袋内。牙体缺损是指由于各种原因引起的牙体硬组织不同程度的外形和结构破坏、缺损或发育畸形,不符合该药物适应证范围,该处方属于适应证不适宜。

【干预建议】如确实需要使用该药品,应完善临床诊断后选择适当药品。

案 例 4

【处方描述】

患者信息:男,61岁。

临床诊断:牙列缺损。

处方内容:

硝酸甘油片　0.5mg×50片　0.5mg　即刻　舌下含服

【处方问题】适应证不适宜。

【问题分析】硝酸甘油片用于冠心病心绞痛的治疗及预防,也可以降低血压或治疗充血性心力衰竭。本处方临床诊断为牙列缺损,不符合该药物适应证范围,该处方属于适应证不适宜。

【干预建议】如果确定患者在种植治疗过程中有必要使用,应完善临床诊断。

案 例 5

【处方描述】

患者信息:男,57岁。

临床诊断:16、17、46缺失。

处方内容：

呋麻滴鼻液　10mL×1支　1滴　每日3次　滴鼻

【处方问题】适应证不适宜。

【问题分析】呋麻滴鼻液用于缓解急、慢性鼻炎的鼻塞症状。本处方临床诊断为牙列缺损，牙列完整性遭到破坏，一般采用种植或者修复为主的治疗方式。临床诊断不符合该药物适应证范围，该处方属于适应证不适宜。

【干预建议】建议停用呋麻滴鼻液，如确实在牙种植术治疗过程中有必要使用该药物，应完善临床诊断。

案　例　6

【处方描述】

患者信息：女，79岁。

临床诊断：牙列缺损。

处方内容：

氯化钠注射液　500mL:4.5g×1袋　500mL　即刻　冲洗

【处方问题】适应证不适宜。

【问题分析】牙列缺损是指部分牙缺失导致的上、下颌牙列不完整，常规的修复方法一般有三种，包括种植修复、固定修复和活动修复。氯化钠注射液用于各种原因所致的失水、纠正失水和高渗状态等，还可外用生理盐水冲洗洗涤伤口。本处方临床诊断为牙列缺损，不符合该药物适应证范围，该处方属于适应证不适宜。

【干预建议】若在临床治疗中确实需要冲洗，应完善临床诊断后选择适当药品。

案　例　7

【处方描述】

患者信息：女，22岁。

临床诊断：牙种植术。

处方内容：

克林霉素磷酸酯凝胶　1g×1支　0.1g　即刻　涂擦患处

【处方问题】适应证不适宜。

【问题分析】克林霉素磷酸酯凝胶是局部外用制剂，为皮肤科常用非处方药，用于治疗寻常痤疮。患者为口腔种植手术使用，且未发现患者有其他非口腔内感染指征，该药使用目的应该为牙种植术抗菌药物的预防应用。根据《抗菌药物临床应用指导原则(2015年版)》,头颈部手术(经口咽部黏膜)的Ⅱ类切口手术,抗菌药物可选用第一、第二代头孢菌素,或者根据患者实际情况更换为广谱青霉素,如阿莫西林胶囊。本处方中克林霉素磷酸酯凝胶说明书中规定"使用中应避免接触眼睛和其他黏膜(如口、鼻等)",本处方属于适应证不适宜。

【干预建议】建议停用该药品,根据患者实际情况可更换为广谱青霉素,如阿莫西林胶囊或阿莫西林克拉维酸钾分散片。

二、药品剂型或给药途径不适宜

案 例 8

【处方描述】

患者信息:女,31岁。

临床诊断:急性冠周炎。

处方内容:

奥硝唑分散片	0.25g×24片	0.5g	每日2次	口服
头孢丙烯分散片	0.25g×6片	0.5g	每日1次	口服
聚维酮碘含漱液	250mL:2.5g×1瓶	10mL	每日3次	含化

【处方问题】给药途径不适宜。

【问题分析】聚维酮碘含漱液可用于口腔炎、咽喉炎、口腔溃疡、牙周炎、冠周炎等口腔疾病,也可用于口腔手术前的消毒,以及日常的口腔消毒保健。直接漱口或用等体积的温水稀释漱口,含漱10秒后弃去,不可吞咽。

【干预建议】建议将聚维酮碘含漱液的给药途径改为"含漱"。

三、用法、用量不适宜

案 例 9

【处方描述】

患者信息:男,71岁。

临床诊断:残根拔除。

处方内容:

阿替卡因肾上腺素注射液	1.7mL×8支	13.6mL	即刻	局部注射
复方氯己定含漱液	250mL×1瓶	10mL	每日2次	含漱

【处方问题】用法、用量不适宜。

【问题分析】阿替卡因肾上腺素注射液为口腔局部麻醉剂,为复方制剂,规格为每支1.7mL 含盐酸阿替卡因 68mg 与酒石酸肾上腺素 17μg。其成人用量中盐酸阿替卡因最大用量不超过 7mg/kg 体重,老人使用剂量为成人的一半。本处方中根据该药使用量,推算该老年患者体重远远超出正常人水平,显然该药用药剂量过大,属于用法、用量不适宜。

【干预建议】建议确认老年患者实际体重,严格按照阿替卡因肾上腺素注射液说明书规定的剂量给药。

案 例 10

【处方描述】

患者信息:女,33 岁。

临床诊断:种植手术。

处方内容:

盐酸克林霉素棕榈酸酯分散片	75mg×18 片	4mg	每日 4 次	口服
西吡氯铵含漱液	200mL:0.2g×1 瓶	10mL	每日 3 次	含漱
布洛芬缓释胶囊	0.3g×20 粒	0.3g	每日 2 次	口服

【处方问题】用法、用量不适宜。

【问题分析】盐酸克林霉素棕榈酸酯分散片适用于革兰氏阳性菌引起的口腔感染及厌氧菌感染,成人每次 150~300mg(重症感染可用 450mg),每日 4 次,即成人每次 2~4 片(重症感染可用 6 片),每日 4 次。本处方中该药单次给药剂量为 4mg,剂量过小,属于用法、用量不适宜。

【干预建议】建议修改盐酸克林霉素棕榈酸酯分散片的单次给药剂量为 150~300mg。

案 例 11

【处方描述】

患者信息:男,31 岁。

临床诊断:种植手术。

处方内容:

阿替卡因肾上腺素注射液	1.7mL×1 支	1.7mL	即刻	局部注射
复方氯己定含漱液	300mL×2 瓶	300mL	每日 3 次	含漱

【处方问题】用法、用量不适宜。

【问题分析】复方氯己定含漱液用于龈炎、冠周炎、口腔黏膜炎等引起的牙龈出血、牙周脓肿、口腔黏膜溃疡等的辅助治疗,一次 10~20mL,早晚刷牙后含漱。本处方中该药单次用药剂量为 300mL,给药频次为每日 3 次,均超出说明书中的用法和用量,属于用法、用量不适宜。

【干预建议】建议修改复方氯己定含漱液的单次给药剂量为 10~20mL,给药频次为每日 2 次。

案 例 12

【处方描述】

患者信息:男,74 岁。

临床诊断:口腔溃疡。

处方内容:

盐酸金霉素软膏	2g×10 支	适量	每日 3 次	涂擦患处
聚维酮碘溶液	200mL:1%×2 瓶	200mL	每日 3 次	含漱

【处方问题】用法、用量不适宜。

【问题分析】聚维酮碘溶液是一种消毒防腐剂,对多种细菌、芽孢、病毒、真菌等有杀灭作用。其作用机制是本品接触创面或患处后,能解聚释放出所含碘,发挥杀菌作用。特点是对组织刺激性小,适用于皮肤、黏膜感染。治疗口腔黏膜病时,日常漱口消毒应凉开水稀释 1~2 倍,一次 5~10mL,每日 2~3 次,每次含漱 1 分钟吐出,半小时内不饮水和进食。该处方开具的聚维酮碘溶液为一次 200mL,用量过大,属于用法、用量不适宜。

【干预建议】建议修改聚维酮碘溶液的单次给药剂量为 5~10mL,用法为凉开水稀释 1~2 倍,每日 2~3 次。

案 例 13

【处方描述】

患者信息:男,35 岁。

临床诊断:口腔种植手术。

处方内容:

头孢呋辛酯片	0.25g×12 片	0.25g	每 6 小时 1 次	口服
西吡氯铵含漱液	200mL:0.2g×1 瓶	10mL	每日 3 次	含漱

【处方问题】用法、用量不适宜。

【问题分析】头孢呋辛酯是头孢菌素类抗菌药物头孢呋辛的口服前体药,对大多数 β- 内酰胺酶耐受,可广泛作用于革兰氏阳性菌和革兰氏阴性菌。说明书中用法为"每日 2 次",本处方中为每 6 小时 1 次,属于用法、用量不适宜。

【干预建议】建议修改头孢呋辛酯片的给药频次为"每日2次"。

案 例 14

【处方描述】

患者信息：男，38岁。

临床诊断：牙周炎。

处方内容：

盐酸米诺环素软膏 0.5g×4支 0.5g 每日2次 注入牙周袋内

【处方问题】用法、用量不适宜。

【问题分析】盐酸米诺环素软膏是在洁治或龈下刮治后，将软膏注满患部牙周袋内，每周1次。本处方中每日2次的用法不符合说明书中的规定，属于用法、用量不适宜。

【干预建议】建议修改盐酸米诺环素软膏的给药频次为"每周1次"。

四、其他用药不适宜

案 例 15

【处方描述】

患者信息：男，34岁。

临床诊断：26种植术。

处方内容：

0.9%氯化钠注射液	250mL×2瓶	700mL	即刻	冲洗
复方氯己定含漱液	150mL×2瓶	20mL	每日2次	漱口
阿替卡因肾上腺素注射液	1.7mL×3支	4mL	即刻	局部注射

【处方问题】处方开具数量与用量不相符。

【问题分析】2瓶规格250mL的0.9%氯化钠注射液共500mL，而用法用量显示单次使用剂量为700mL，两者数量不符。

【干预建议】建议根据患者手术情况开具处方，处方开具药量与实际用量应相符。

案 例 16

【处方描述】

患者信息：男，43岁。

临床诊断：牙种植术。

处方内容：

氯化钠注射液	10mL：0.09g×5 支	30mL	即刻	冲洗
阿替卡因肾上腺素注射液	1.7mL×3 支	1.7mL	即刻	局部注射

【处方问题】处方开具数量与用量不相符。

【问题分析】本处方开具 5 支规格为 10mL 0.9% 氯化钠注射液,而用法用量显示单次使用剂量为 3 支;开具 3 支阿替卡因肾上腺素注射液,而用法用量显示单次使用剂量为 1 支,即开具量与实际用药数量均不符。

【干预建议】建议根据患者手术情况开具处方,使处方开具药量与实际用量相符。

五、超常处方

案 例 17

【处方描述】

患者信息:男,66 岁。

临床诊断:检查。

处方内容：

头孢呋辛酯片	0.25g×8 片	0.25g	每日 2 次	口服
硫酸庆大霉素注射液	2mL：8 万单位 ×1 支	8 万单位	即刻	静脉滴注

【处方问题】无适应证用药。

【问题分析】头孢呋辛酯片和硫酸庆大霉素注射液均为抗菌药物,前者属于头孢菌素类抗菌药物,后者为氨基糖苷类抗菌药物,均须有相关抗菌药物应用指征才可用药。检查既不能作为临床诊断,也无用药指征。本处方属于无适应证用药。

【干预建议】建议停用两种抗菌药物,如患者确有使用指征,应完善临床诊断。

案 例 18

【处方描述】

患者信息:男,37 岁。

临床诊断:牙种植术后。

处方内容：

洛索洛芬钠胶囊	60mg×24 粒	60mg	每日 3 次	口服
尼美舒利分散片	0.1g×10 片	0.1g	每日 2 次	口服

【处方问题】无正当理由为患者开具两种以上药理作用相同的药物。

【问题分析】洛索洛芬钠胶囊、尼美舒利分散片均为非甾体抗炎药,都可用于手术后、外伤后及拔牙后的镇痛和消炎,且尼美舒利分散片仅在至少一种其他非甾体抗炎药治疗失败的情况下使用。本处方属于无正当理由为患者开具两种药理作用相同的药物。

【干预建议】停用尼美舒利分散片,保留洛索洛芬钠胶囊即可。

六、合并问题

案 例 19

【处方描述】

患者信息:男,49 岁。

临床诊断:牙种植术。

处方内容:

头孢呋辛酯片	0.25g×8 片	0.25g	每日 2 次	口服
替硝唑片	0.5g×8 片	0.5g	每日 3 次	口服
布洛芬缓释胶囊	0.3g×12 粒	0.3g	每日 2 次	口服
复方氯己定含漱液	200mL×2 瓶	10mL	每日 2 次	漱口
阿替卡因肾上腺素注射液	1.7mL×2 支	1.7mL	即刻	局部注射
氯化钠注射液	100mL:0.9g×2 瓶	200mL	即刻	外用冲洗

【处方问题】不规范处方,用法、用量不适宜,处方开具药量与实际用药不符。

【问题分析】①单张处方开具六种药品,不符合每张门(急)诊处方最多五种药品的规定,属于不规范处方。②替硝唑片用于厌氧菌感染的用法为第一天起始剂量为 2g,以后每天 1 次,每次 1g,或者每天 2 次,每次 500mg;预防手术后厌氧菌感染为手术前 12 小时单次用药 2g。处方中每日 3 次的用法用量不符合说明书中的规定,属于用法、用量不适宜。③处方中阿替卡因肾上腺素注射液开具 2 支,用法用量显示为 1 支,为开具量与实际用药数量不符。

【干预建议】建议更改单张处方中药品开具的品种数量,并参照说明书中药品用法用量和患者手术实际用药情况开具处方。

案 例 20

【处方描述】

患者信息:男,60 岁。

临床诊断:牙种植术。

处方内容:

氯化钠注射液	100mL:0.9g×1 瓶	50mL	必要时	静脉滴注
奥硝唑分散片	0.25g×12 片	0.5g	每日 3 次	口服
必兰	1.7mL×1 支	1.7mL	即刻	皮下注射

【处方问题】给药途径不适宜,不规范处方,用法、用量不适宜。

【问题分析】①处方中并未出现与氯化钠注射液搭配使用的静脉滴注药物,故给药途径应为外用冲洗,属于给药途径不适宜。②处方中有药品"必兰"未使用通用名称,为不规范处方,应使用通用名称"阿替卡因肾上腺素注射液"。该药物为口腔用局部麻醉剂,处方中给药途径为皮下注射,应改为口腔黏膜下注射,也属于给药途径不适宜。③奥硝唑分散片说明书推荐给药频次为 2 次 /d,处方开具 3 次 /d,属于用法、用量不适宜。

【干预建议】建议规范处方书写,并参照说明书中药品用法用量和实际给药途径开具处方。

案 例 21

【处方描述】

患者信息:女,55 岁。

临床诊断:牙种植术。

处方内容:

| 头孢克洛缓释胶囊 | 0.187 5g×12 粒 | 0.187 5g | 每日 2 次 | 口服 |
| 阿替卡因肾上腺素注射液 | 1.7mL×2 支 | 3mL | 每日 1 次 | 局麻 |

【处方问题】用法、用量不适宜,给药途径不适宜。

【问题分析】①头孢克洛缓释胶囊成年人常用量为每日 2 次,每次 0.374~0.748g(2~4 粒)于早、晚餐后口服,处方用量低于成人常用量,属于用法、用量不适宜;②阿替卡因肾上腺素注射液为口腔局部麻醉剂,给药途径应为局部注射;③阿替卡因肾上腺素注射液处方中为每日 1 次,应为即刻,属于用法、用量不适宜。

【干预建议】建议参照说明书中药品用法用量、给药途径和患者实际情况开具处方。

案 例 22

【处方描述】

患者信息:男,67 岁。

临床诊断:牙种植术前。

处方内容：

呋麻滴鼻液	10mL×1 支	10mL	每日 2 次	滴鼻
艾司唑仑片	1mg×20 片	1mg	每日睡前半小时	口服

【处方问题】适应证不适宜，用法、用量不适宜。

【问题分析】①呋麻滴鼻液用于缓解急、慢性鼻炎的鼻塞症状；艾司唑仑主要用于抗焦虑、失眠，也用于紧张、恐惧及癫痫和抗惊厥。处方开具药品的适应证与临床诊断不相符。②呋麻滴鼻液说明书中规定为"一次 1~3 滴，每日 3~4 次"，处方开具用法用量与其不符，属于用法、用量不适宜。

【干预建议】如患者确实因种植前相关症状而需要使用处方中药物，应完善临床诊断，并规范其用法用量。

（韩 蕊）

参考文献

1. 林野，邸萍．口腔种植学．2 版．北京：北京大学医学出版社，2021.
2. 宫苹．口腔种植学．北京：人民卫生出版社，2020.
3. 郑利光．口腔药物学．北京：北京大学医学出版社，2021.
4. 国家卫生计生委办公厅，国家中医药管理局办公室，解放军总后勤部卫生部药品器材局．抗菌药物临床应用指导原则 (2015 年版)：国卫办医发〔2015〕43 号 .(2015-07-24)[2022-07-10]. https://www.gov. cn/xinwen/2015-08/27/content_2920799. htm.

第五章 | 口腔颌面外科疾病

第一节

口腔颌面外科疾病概述

口腔颌面外科疾病是指发生在口腔器官(牙、牙槽骨、唇、颊、舌、腭、咽等)、面部软组织、颌面诸骨(上颌骨、下颌骨、颧骨等)、颞下颌关节、唾液腺及颈部的相关疾病。其中,口腔肿瘤、颞下颌关节疾病在本书中单独成章节,本章的内容主要包括牙拔除术、口腔颌面部感染与损伤、神经疾病、畸形及缺损、唾液腺疾病等。

虽然手术治疗是口腔颌面外科疾病治疗的核心手段,但是围手术期合理用药对口腔颌面外科疾病治疗来说也至关重要。

第二节

口腔颌面外科疾病围手术期用药原则及特点

围手术期是围绕手术的全过程,从患者决定接受手术治疗开始,到手术治疗,直至基本康复,包含手术前、手术中及手术后的一段时间,具体指从确定手术治疗时起,直到与这次手术有关的治疗基本结束为止。据文献报道至少 50% 手术患者需要长期或短期使用药物。围手术期疼痛的控制、呕吐的预防与治疗、凝血异常的处理、感染的预防与治疗、血压与血糖的调节、应激性黏膜病变的预防、液体管理等多方面都涉及药物治疗。

一、围手术期疼痛管理

围手术期疼痛可增加患者术后发生并发症的风险,影响其康复。手术后疼痛是手术后即刻发生的急性疼痛,包括躯体痛和内脏痛,通常持续时间不超过 3~7 天,常见于需要较长时间功能锻炼的关节置换等手术,有时镇痛需要持续数周。在手术开始阶段,若未对发生的急性疼痛进行有效控制,持续的疼痛刺激可引起中枢神经系统发生病理性重塑,急性疼痛有可能发展为难以控制的慢性疼痛。

镇痛模式通常包含预防性镇痛、多模式镇痛、个体化镇痛,其中,多模式镇痛已经成为围手术期疼痛管理的主流理念;而镇痛药物的使用是围手术期镇痛管理的基石。在安全和最低副作用的前提下,规范、合理使用镇痛药物,达到良好的镇痛效果,可以在减轻患者痛苦的同时,有利于疾病的康复,还存在巨大的社会和经济效益。

术后疼痛的管理重点:①首选口服药物用于术后镇痛,尽量避免肌内注射给药;②预防性使用对乙酰氨基酚或非甾体抗炎药;③弱阿片类药物主要用于轻、中度急性疼痛的治疗,强阿片类药物可用于中、重度疼痛的治疗;④加巴喷丁、普瑞巴林、氯胺酮、利多卡因、右美托咪定等也可作为多模式镇痛的一部分,降低术后阿片类药物的用量;⑤评估疼痛治疗效果,根据评估结果调整镇痛方案;⑥对于接受阿片类药物治疗的患者,应监测药物不良反应,并建立处理预案。

镇痛药物的选择除根据疼痛评分结果外,还应兼顾特殊人群的生理特点。老年人随着年龄的增长,药物代谢和清除能力下降,建议选择代谢产物活性无临床意义,且对肝肾功能影响较小的药物;儿童由于不能明确主诉疼痛,造成疼痛评估困难,且部分镇痛药物在儿童中使用受到限制,加上家长对镇痛药物副作用的过度担心,导致儿童术后疼痛被严重忽视;对于肝肾功能不全患者,镇痛药物多由肾脏排出,同时镇痛药物的使用会增加肝脏代谢负担,因此对于肝肾功能不全的患者应谨慎使用。

二、围手术期恶心、呕吐防治

术后恶心呕吐(postoperative nausea and vomiting,PONV)的风险因素包括女性、低龄(年龄<50岁)、晕动病或术后恶心呕吐病史、非吸烟者、吸入麻醉、麻醉时间(>1小时)及术后给予阿片类药物等。口腔颌面部手术通常合并有一个或多个风险因素,《术后恶心呕吐管理的共识性指南(第4版)》推荐,对于存在PONV风险因素的患者,提倡多种止吐药联合使用,预防PONV。5-HT$_3$受体拮抗剂(如昂丹司琼)为一线用药,可以联合小剂量地塞米松(5~8mg/d);二线用药包括NK$_1$受体拮抗剂(如阿瑞匹坦)、抗多巴胺能药、抗组胺药、抗胆碱能药物等;也可采用非药物措施降低PONV的风险,如针灸、补液、吸氧等。当PONV预防无效时,应给予不同药理学作用的止吐药物进行治疗;若无其他替代品种,在短效止吐药(如昂丹司琼或氟哌啶醇)使用超过6小时后,可考虑重复使用。

三、围手术期血栓预防

静脉血栓栓塞症的发生不仅给在院患者的健康带来危害、新增痛苦、提高治疗费用、延长住院时间,而且是引起医疗纠纷的常见原因,也是导致院内非预期死亡的主要原因之一。

随着我国血栓性疾病管理规范化水平不断提升，口腔颌面外科手术前长期服用口服抗血栓药物的患者占比不断增加。近年来，随着口腔显微外科的迅速发展，修复重建技术普遍应用于口腔颌面外科疾病的手术治疗。手术后部分患者需要卧床，尤其是肿瘤患者、老年患者术后更易发生静脉血栓栓塞症。围手术期应评估患者血栓栓塞风险与外科手术出血风险，根据风险评估结果确定是否需要预防性使用抗血栓药物，并根据不同风险级别采用基础预防、机械预防（物理预防）或药物预防（化学预防）等措施来预防静脉血栓栓塞症的发生。对于长期服用抗凝药的患者，还应评估患者抗血栓药物的停药时机、桥接方案；对于肝肾功能异常者、老年患者等特殊人群，应评估生理机能，个体化选择抗血栓药物品种及剂量。

四、手术切口部位感染的预防

手术部位感染是口腔颌面外科手术后常见并发症之一。手术部位感染不仅增加患者的经济负担，延长住院天数，甚至还会危及患者的生命安全。导致手术部位感染的风险因素贯穿于术前、术中、术后整个过程，预防手术部位感染也应在围手术期各个环节采取措施。世界卫生组织推荐了包括预防性使用抗菌药物、手术部位消毒等 26 项措施预防手术部位感染。

（一）预防用药原则

《抗菌药物临床应用指导原则（2015 年版）》指出，围手术期抗菌药物预防用药，应根据手术切口类别、手术创伤程度、可能的污染细菌种类、手术持续时间、感染发生机会和后果严重程度、抗菌药物预防效果的循证医学证据、对细菌耐药性的影响和经济学评估等因素，综合考虑决定是否预防用抗菌药物。但抗菌药物的预防性应用并不能代替严格的消毒、灭菌技术和精细的无菌操作，也不能代替术中保温和血糖控制等其他预防措施。

预防手术部位感染主要是预防手术切口部位感染，但不包括与手术无直接关系的、术后可能发生的其他部位感染。对于颌面部清洁手术，手术部位无污染者，通常无须预防性使用抗菌药物。但在下列情况时可考虑预防用药：①手术范围大、手术时间长、污染机会增加；②手术涉及重要脏器，一旦发生感染将造成严重后果者，如头颅手术、心脏手术等；③异物植入手术，如钛板植入等；④有感染高危因素如高龄、糖尿病、免疫功能低下（尤其是接受器官移植者）、营养不良。

头颈部经口咽部黏膜的手术为清洁 - 污染手术，此类手术因口腔中存在大量人体寄殖菌群，手术时可能污染手术部位引致感染，故此类手术通常需要预防性使用抗菌药物。而已造成手术部位严重污染的手术为污染手术，此类手术应预防性使用抗菌药物。

（二）抗菌药物品种选择

1. 根据手术切口类别、可能的污染菌种类及其对抗菌药物敏感性、药物能否在手术部位达到有效浓度等综合考虑。

2. 选用对可能的污染菌针对性强、有充分的预防有效的循证医学证据、安全、使用方便及价格适当的品种。

3. 应尽量选择单一抗菌药物预防用药,避免不必要的联合使用。预防用药应针对手术路径中可能存在的污染菌。对于颌面部手术,应选用针对金黄色葡萄球菌、链球菌属、凝固酶阴性葡萄球菌、口咽部厌氧菌(如消化链球菌)者,不应随意选用广谱抗菌药物作为围手术期预防用药。鉴于国内大肠埃希菌对氟喹诺酮类药物耐药率高,应严格控制氟喹诺酮类药物作为外科围手术期预防用药。口腔颌面外科手术预防用抗菌药物的品种选择见表 5-2-1。

表 5-2-1 口腔颌面外科手术预防用抗菌药物品种选择

手术名称	切口类别	可能的污染菌	抗菌药物选择
头颈部手术(恶性肿瘤,不经口咽部黏膜)	I	金黄色葡萄球菌、凝固酶阴性葡萄球菌	第一、第二代头孢菌素
头颈部手术(经口咽部黏膜)	II	金黄色葡萄球菌、链球菌属、口咽部厌氧菌(如消化链球菌)	第一、第二代头孢菌素[①] ± [②]甲硝唑,或克林霉素 + 庆大霉素
口腔颌面外科(下颌骨骨折切开复位或内固定,面部整形术有移植物手术,正颌手术)	I	金黄色葡萄球菌、凝固酶阴性葡萄球菌	第一、第二代头孢菌素[①]
皮瓣转移术(游离或带蒂)或植皮术	II	金黄色葡萄球菌、凝固酶阴性葡萄球菌、链球菌属、革兰氏阴性菌	第一、第二代头孢菌素
外固定架植入术	II	金黄色葡萄球菌、凝固酶阴性葡萄球菌、链球菌属	第一、第二代头孢菌素[①]
开放骨折内固定术	II	金黄色葡萄球菌、凝固酶阴性葡萄球菌、链球菌属、革兰氏阴性菌、厌氧菌	第一、第二代头孢菌素[①] ± [②]甲硝唑

注:①有循证医学证据的第一代头孢菌素主要为头孢唑林,第二代头孢菌素主要为头孢呋辛;②表中" ± "是指两种及两种以上药物可联合应用,或可不联合应用。所有清洁手术通常不需要预防用药,仅在有前述特定指征时使用。如果患者对 β- 内酰胺类抗菌药物过敏,可用克林霉素 + 氨基糖苷类,或氨基糖苷类 + 甲硝唑。

(三)给药方案

1. 给药方法和给药途径 大部分为静脉输注,仅有少数为口服给药。静脉输注应在皮肤、黏膜切开前 0.5~1.0 小时内或麻醉开始时给药,在输注完毕后开始手术,保证手术部位暴露时,局部组织中抗菌药物已达到足以杀灭手术过程中沾染细菌的药物浓度。

2. 预防用药维持时间 抗菌药物的有效覆盖时间应包括整个手术过程。手术时间较短（<2 小时）的清洁手术术前给药一次即可。如手术时间超过 3 小时或超过所用药物半衰期的 2 倍，或成人出血量超过 1 500mL，术中应追加一次。清洁手术的预防用药时间不超过 24 小时，心脏手术可视情况延长至 48 小时。清洁 - 污染手术和污染手术的预防用药时间亦为 24 小时，污染手术必要时延长至 48 小时。过度延长用药时间并不能进一步提高预防效果，且预防用药时间超过 48 小时，耐药菌感染机会增加。

五、围手术期血压管理

正常成人血压标准：90mmHg ≤ 收缩压<140mmHg，60mmHg ≤ 舒张压<90mmHg。围手术期血压异常是指围手术期血压在上述血压标准以外的血压类型。围手术期血压异常分为围手术期高血压和围手术期低血压。围手术期高血压是指从确定手术治疗到与本次手术有关的治疗基本结束期间内，患者的血压升高幅度大于基础血压的 30%，或收缩压 ≥ 140mmHg 和 / 或舒张压 ≥ 90mmHg。围手术期低血压是相对于患者基础血压而言，目前没有统一的标准，现最常用的标准是收缩压<80mmHg、平均动脉压 55~60mmHg 或收缩压、平均动脉压较术前基础血压降低超过 25%。围手术期血压异常会对患者多个器官造成不同程度的损伤，因此加强围手术期血压管理，对患者预后至关重要。

围手术期有多个高危因素可造成血压波动，如原发性高血压术前控制不理想（特别是舒张压>110mmHg 的患者）或不合理停用降压药、手术操作刺激、血容量不足等，因此围手术期应对患者的血压进行评估、监测，合理停用或使用降压药及升压药。对于手术前使用降压药的患者，根据不同药物种类确定术前是否停用，β 受体阻滞剂可降低术后心血管方面并发症的发生率，围手术期可以继续使用；钙离子通道阻滞剂可改善心肌供氧，增加手术用麻醉药、肌松药的作用，围手术期无须停药；其他降压药如血管紧张素转化酶抑制剂（angiotensin converting enzyme inhibitor，ACEI）、血管紧张素 Ⅱ 受体阻滞剂（angiotensin Ⅱ receptor blocker，ARB）、利尿剂可影响围手术期血压控制，建议术前停用。肾上腺素 α_1 受体阻滞剂（乌拉地尔）、β 受体阻滞剂（艾司洛尔）和二氢吡啶类钙离子通道阻滞剂（尼卡地平）等，起效快、作用时间短，是围手术期常用的降压药物。对于低血压患者，应根据具体情况合理使用升压药，如去甲肾上腺素、麻黄碱、间羟胺等。

六、围手术期血糖管理

2022 年发表的《口腔颌面外科围手术期血糖管理专家共识》指出，围手术期血糖异常包括高血糖、低血糖和血糖波动，血糖异常以高血糖为主。围手术期血糖异常会引起一系列手术后并发症，如伤口感染、伤口愈合延迟、死亡率增加等，因此围手术期进行血糖监测、及时调整、保持血糖平稳是治疗的关键。

2017 年发表的《中国住院患者血糖管理专家共识》指出，围手术期高血糖是指住院期间任意时间点的血浆葡萄糖>7.8mmol/L，这类人群包括既往诊断明确的糖尿病患者、既往未被诊断的糖尿病患者,以及发生"应激性高血糖"患者。应激性高血糖患者的 HbA1c<6.5%。在围手术期,胰岛素是唯一安全的降糖药物,需要全麻手术的患者术前均应停用口服降糖药物,过渡至胰岛素治疗。对于既往长期使用胰岛素的患者、需要接受大手术或术后短时间无法恢复进食的糖尿病患者等,应合理使用短效和长效胰岛素,以确保围手术期血糖平稳。

2022 年发表的《口腔颌面外科围手术期血糖管理专家共识》指出,口腔颌面外科手术麻醉方式以全麻居多,术中神经系统对低血糖的反应敏感性下降,可掩盖低血糖症状。低血糖发生不易识别,血糖过低及持续时间过长可能导致不可逆的神经系统损害,增加手术的风险。另外,诊断明确的糖尿病患者自身对低血糖敏感性下降,也会增加低血糖的识别难度。根据《中国 2 型糖尿病防治指南(2020 年版)》对低血糖的诊断是无糖尿病病史的患者,血糖<2.8mmol/L,诊断低血糖;而有糖尿病病史且正在进行药物治疗的患者,血糖<3.9mmol/L应考虑发生低血糖。对于低血糖的患者,应根据血糖监测情况及患者的身体情况,给予口服含糖食物或静脉注射葡萄糖。

七、围手术期液体管理

液体治疗是外科患者围手术期治疗的重要组成部分,目的在于维持血流动力学稳定,以保障器官及组织灌注、维持电解质平衡、纠正液体失衡和异常分布等。颌面部手术后多数患者无法正常进食,需要由流食过渡到半流食,最终恢复正常饮食。由于很多患者术前禁饮食造成液体缺失、麻醉导致血管扩张循环容量减少、术中失血,以及颌面部伤口导致进食不佳等一系列问题,因此术后会出现电解质紊乱、乏力、头晕、低热等现象,而术后液体治疗对加速患者术后康复影响较大。

目前临床提倡以目标为导向的液体治疗理念,根据不同的治疗目的、疾病状态及阶段,个体化制订并实施合理的液体治疗。围手术期液体治疗药物包括晶体溶液和胶体溶液。常用的晶体溶液(如生理盐水、乳酸林格液、醋酸平衡盐等)可有效补充人体生理需要量及电解质,对凝血、肝肾功能基本没有影响,但扩容效果差,维持时间短,大量输注可致组织间隙水肿及肺水肿等副反应。胶体溶液(如羟乙基淀粉、白蛋白、明胶等)维持血容量效率高、持续时间长,有利于控制输液量及减轻组织水肿,但胶体溶液存在过敏、干扰凝血功能、价格昂贵等缺点。

根据《外科病人围手术期液体治疗专家共识(2015)》推荐,围手术期液体治疗可分为针对脱水的补液治疗及有效循环血量减少所致血流动力学改变的复苏治疗,在补充有效循环血量的同时,纠正电解质紊乱等并发症。液体治疗原则,包括复苏、常规容量维持、纠正液体失衡、液体重分布及容量再评估。颌面部手术后患者由于胃肠功能逐渐恢复、面部肿痛等,通常会出现进食不佳的状况,应对患者整体情况进行充分评估,在鼓励患者尽快经口进食恢复胃肠功能的同时,进行维持性液体治疗即补充患者生理需要量:液体 25~30mL/(kg·d), Na^+、K^+、Cl^- 1mmol/(kg·d),葡萄糖 50~100g/d。

八、预防应激性黏膜病变

应激性黏膜病变（stress related mucosal disease，SRMD）又称应激性溃疡、急性胃黏膜病变、急性糜烂性胃炎和急性出血性胃炎等，是指机体在各类严重创伤、危重疾病或严重心理疾病等应激状态下，发生的急性胃肠道黏膜糜烂、溃疡等病变，严重者可并发消化道出血，甚至穿孔，可使原有疾病的程度加重及恶化，增加病死率。

治疗应激性溃疡，首先应尽量去除 SRMD 的危险因素，并采取措施减轻各种应激。对于有高危因素的患者，质子泵抑制剂可用于预防 SRMD 的发生，药物预防的目标是控制胃内 pH ≥ 4。

颌面部手术通常存在多个 SRMD 的高危因素，如严重创伤、多发伤、手术时间大于 3 小时的复杂手术、合并使用大剂量糖皮质激素和非甾体抗炎药。对于存在危险因素的患者，应在危险因素出现后静脉注射、滴注质子泵抑制剂或 H_2 受体拮抗剂（西咪替丁、雷尼替丁等）。以质子泵抑制剂奥美拉唑为例，40mg，每日 2 次，至少连续 3 天，使胃内 pH 迅速上升至 4 以上。当患者病情稳定，可耐受肠内营养或已进食，临床症状开始好转时，可逐渐停药。

九、围手术期气道管理

颌面外科疾病因解剖位置与气道密切相关，疾病本身与手术操作均可对气道产生影响，尤其是经鼻部和咽喉部的全麻手术，手术本身及麻醉插管均可导致局部组织水肿、气道炎症反应，甚至出现喉痉挛、急性喉阻塞等危急情况，气道并发症风险极高。除此之外，患者自身存在的气道高危险因素、手术过程中操作的危险因素、术后气道管理的危险因素还可能造成患者肺部并发症、增加死亡风险，因此，围手术期气道管理尤为重要。吸入用糖皮质激素、支气管舒张剂、黏液溶解剂是围手术期气道管理常用药物。

糖皮质激素通过抑制炎症细胞的迁移和活化，抑制炎症介质的合成及释放，减轻患者术后创伤反应，减少术后肺部并发症，且具有咽喉及气道黏膜保护作用，可有效预防和改善咽喉及气道的炎症与水肿。雾化吸入的给药方式可使药物直接作用于气道黏膜，剂量小、起效快，且可避免或减少全身给药的不良反应。支气管舒张剂可松弛支气管平滑肌、扩张支气管、缓解气流受限。对于合并术后肺部并发症高危因素的患者，联合使用糖皮质激素和支气管舒张剂能显著减少气道并发症的发生率。黏液溶解剂可以降低痰液黏性、促进痰液排出，还可以通过促进纤毛运动、增加肺表面活性物质释放等促进排痰，并降低肺炎、肺不张等肺部并发症的发生率。

十、颌面部感染

颌面部感染大多是需氧菌和厌氧菌的混合感染。主要的病原菌有葡萄球菌、链球菌、肠杆菌科细菌，或消化链球菌、普雷沃菌、梭杆菌等厌氧菌；偶有铜绿假单胞菌等。颜面部疖、痈的病原菌主要是金黄色葡萄球菌。应注意鉴别颌面部分枝杆菌、放线菌、螺旋体等特异性感染。

颌面部感染的治疗原则：①尽早进行血液和脓液的病原微生物检查和药敏试验。②根据感染的来源和临床表现等推断可能的病原菌，尽早开始抗菌药物的经验治疗。③获知病原菌检查结果后，结合治疗反应调整用药。④及时进行脓液引流，感染控制后给予局部处理。在明确感染病原菌前通常需要经验性给予抗菌药物。经验用药时需要全面评估患者的全身状况和既往病史，应选择老年人、儿童、孕妇及肝肾功能异常等特殊人群合适的抗菌药物种类和给药方式。糖尿病、免疫功能缺陷、全身营养状况不良等可使患者抗感染能力下降，易引起感染扩散。糖尿病患者感染扩散较快且难以控制，应给予足够重视。同时应注意基础疾病的治疗和身体状况的调理，以提高抗感染治疗的效果（表5-2-2）。

表5-2-2　颌面部感染的治疗

病原菌		宜选药物	可选药物	备注
金黄色葡萄球菌	甲氧西林敏感株	耐酶青霉素	第一代头孢菌素	
	甲氧西林耐药株	糖肽类 ± 磷霉素或利福平	利奈唑胺、替加环素	
A 组溶血性链球菌		青霉素、氨苄西林、阿莫西林	第一代头孢菌素	
肠杆菌科细菌		第二代或第三代头孢菌素	氟喹诺酮类、碳青霉烯类	注意耐药情况
厌氧菌		克林霉素、甲硝唑	氨苄西林 / 舒巴坦、阿莫西林 / 克拉维酸	
铜绿假单胞菌		具有抗铜绿假单胞菌作用的 β- 内酰胺类	环丙沙星 ± 氨基糖苷类、碳青霉烯类	

注：表中"±"是指两种及两种以上药物可联合应用，或可不联合应用。

第三节

牙拔除术用药原则及特点

拔牙过程中，根据拔除牙的位置、创面大小、拔牙的难易程度，通常会不同程度地使用局部麻醉药、抗菌药、镇痛药等，在舒适化治疗中还会用到镇静催眠药、抗焦虑药等。

作为外科手术，牙拔除术的准备和操作应遵循无痛、无菌、微创等外科原则。尽管手术在口腔污染环境下进行，但是无菌操作的基本原则仍应坚决执行。对于特殊患者，如心脏病、糖尿病等术后发生感染的可能性高于正常人的患者，需要预防性使用抗菌药物。预防牙拔除术后感染，推荐使用青霉素类口服制剂，如阿莫西林、阿莫西林克拉维酸钾等，阿莫西林可联合甲硝唑;对于青霉素过敏的患者,建议使用大环内酯类抗生素,如罗红霉素、克拉霉素等。

牙拔除时,创伤造成的代谢分解产物和组织应激反应产生的活化物质刺激神经末梢,引起疼痛。除创伤外,过大的拔牙创血块易分解脱落,使牙槽骨壁上的神经末梢暴露,并受到外界刺激,也可引起疼痛。疼痛控制是手术顺利完成的必要条件,也是医者人文关怀的重要体现。手术过程中通常需要使用局部麻醉药,如利多卡因、布比卡因、阿替卡因肾上腺素等。一般牙拔除术后,患者常无疼痛或仅有轻度疼痛,通常可不使用止痛剂。创面较大的牙拔除术,特别是下颌阻生第三磨牙拔除后,患者常会出现疼痛,可使用镇痛药物,如对乙酰氨基酚、非甾体抗炎药等。

第四节

口腔颌面外科疾病常见问题处方及解析

一、适应证不适宜

案 例 1

【处方描述】

患者信息:女,68岁。

临床诊断:残根,口腔检查。

处方内容:

西帕依固龈液　100mL×1瓶　10mL　每日2次　含漱

【处方问题】适应证不适宜。

【问题分析】西帕依固龈液说明书中的适应证为健齿固龈,清血止痛。用于牙周疾病引起的牙齿酸软,咀嚼无力,松动移位,牙龈出血,以及口舌生疮,咽喉肿痛,口臭烟臭。该患者诊断为残根,口腔检查,因此该处方属于适应证不适宜。

【干预建议】建议选择氯己定等外用漱口溶液,预防拔牙术后伤口部位感染,如果患者确有牙周相关疾病,应补充临床诊断。

案 例 2

【处方描述】

患者信息:男,35岁。

临床诊断:拔牙术后。

处方内容:

甲钴胺片　　500μg×20 片　　500μg　　每日 3 次　　口服

【处方问题】适应证不适宜。

【问题分析】甲钴胺片主要用于周围神经病变。该患者拔牙术后,未明确是否有神经损伤,该处方属于适应证不适宜。

【干预建议】建议停用甲钴胺片,若患者拔牙术后存在神经损伤,应补充临床诊断。

案 例 3

【病例描述】

病历摘要:女,22 岁,全麻下行正颌手术治疗。

临床诊断:上颌前突。

处方内容:

复方氨基酸注射液(18AA-Ⅱ)250mL/ 瓶　　250mL　　每日 1 次　　静脉滴注

【处方问题】适应证不适宜。

【问题分析】复方氨基酸注射液(18AA-Ⅱ)用于不能口服或经肠道补给营养,以及营养不能满足需要的患者,可静脉输注本品以满足机体合成蛋白质的需要。该患者病程中未记录患者饮食不佳,使用复方氨基酸注射液(18AA-Ⅱ)属于适应证不适宜。

【干预建议】建议停用复方氨基酸注射液(18AA-Ⅱ),若患者经口或肠道营养不能满足需要,病程中应明确记录,再继续使用。

案 例 4

【病例描述】

病历摘要:男,20 岁,58kg,拟于全麻下行舌下腺切除术。

临床诊断:左侧舌下腺囊肿。

处方内容:

| 盐酸克林霉素注射液 | 8mL:0.6g/ 支 | 0.3g | 每日 3 次 | 静脉滴注 |
| 氯化钠注射液 | 250mL:2.25g/ 瓶 | 250mL | 每日 3 次 | 静脉滴注 |

【处方问题】适应证不适宜。

【问题分析】该患者诊断为左侧舌下腺囊肿,拟行舌下腺切除术。该手术经口内,为Ⅱ类切口,根据《抗菌药物临床应用指导原则(2015 年版)》,经口咽部黏膜的头颈部手术预防用药应选择第一、第二代头孢菌素 ± 甲硝唑。病例中未注明患者是否存在青霉素、头孢类药物过敏史,该处方属于适应证不适宜。

【干预建议】建议将药物更换为第一、第二代头孢菌素,若患者有明确的青霉素、头孢类药物过敏史,则建议医师在病例中注明后,调整用药方案为克林霉素 + 庆大霉素。

案 例 5

【病例描述】

病历摘要:男,49 岁,全麻右侧口咽部恶性肿物扩大切除术,术前评估患者为气道高反应性。

临床诊断:右侧口咽部高分化鳞癌。

处方内容:

吸入用乙酰半胱氨酸溶液　3mL:0.3g/ 支　3mL　每日 2 次　雾化吸入　7 天

【处方问题】适应证不适宜。

【问题分析】乙酰半胱氨酸溶液主要用于治疗浓稠黏液分泌过多的呼吸道疾病,如急性支气管炎、慢性支气管炎及病情恶化者、肺气肿、黏稠物阻塞症及支气管扩张症。患者评估为气道高反应性,无明显咳嗽、咳痰,围手术期气道管理应首选雾化吸入糖皮质激素,缓解气道症状,如布地奈德,该处方属于适应证不适宜。

【干预建议】建议调整药物为吸入用糖皮质激素,如布地奈德混悬液,改善患者气道高反应性症状,如患者合并有黏痰不易咳出,可在病例中记录后,联合使用乙酰半胱氨酸溶液。

案 例 6

【处方描述】

患者信息:男,43 岁。

临床诊断:38 阻生、牙拔除术。

处方内容:

奥硝唑胶囊　0.25g×24 粒　0.5g　每日 2 次　口服

【处方问题】适应证不适宜。

【问题分析】对于牙拔除术预防性使用抗菌药物的患者,推荐阿莫西林(可联合甲硝唑)、阿莫西林克拉维酸;对于青霉素过敏的患者,建议使用大环内酯类抗生素,如罗红霉素、克拉霉素等,该处方选择奥硝唑胶囊为适应证不适宜。

【干预建议】建议将处方改为阿莫西林联合甲硝唑预防感染,若患者既往使用甲硝唑有不良反应,建议在处方中备注。

案 例 7

【处方描述】

患者信息：男，57岁。

临床诊断：45、47根尖周炎，48埋伏阻生、牙拔除术。

处方内容：

阿替卡因肾上腺素注射液	1.7mL×2支	1.9mL	即刻	局部注射
氯化钠注射液	10mL：0.09g×1瓶	10mL	每日1次	外用冲洗
甲钴胺片	0.5mg×48片	0.5mg	每日3次	口服
替硝唑片	0.5g×8片	0.5g	每日2次	口服
阿莫西林胶囊	0.25g×48粒	0.5g	每日2次	口服

【处方问题】适应证不适宜。

【问题分析】甲钴胺片用于周围神经病变。该患者拔牙术后，未明确是否有神经损伤，患者为45、47根尖周炎，48埋伏阻生，使用甲钴胺属于适应证不适宜。

【干预建议】建议停用甲钴胺片，若患者45、47根尖周炎，48埋伏阻生治疗后存在神经损伤，应补充临床诊断。

案 例 8

【病例描述】

病历摘要：女，28岁，于全麻下行正颌手术，术后患者出现口唇疱疹。

临床诊断：上颌后缩，下颌前突；疱疹。

处方内容：

红霉素眼膏　2g/支　适量　每日3次　外用

【处方问题】适应证不适宜。

【问题分析】口腔单纯疱疹的病原体为单纯疱疹病毒，《国家抗微生物治疗指南》《热病》均推荐首选局部涂抹5%阿昔洛韦软膏，如有继发感染，用0.1%依沙吖啶溶液湿敷后外用抗菌软膏涂抹。该患者为疱疹初期，无继发感染，处方属于适应证不适宜。

【干预建议】建议给予阿昔洛韦软膏局部涂抹，若有继发感染应补充临床诊断。

案 例 9

【病例描述】

病历摘要：男，17岁，体重60kg。9年前行"双侧下颌骨颏部增生骨切除术"，术后愈合良好。术后 1 年发现右侧颏部增大,未行治疗。4 个月前自觉下颌颏部突出明显,面部比例不协调,为求进一步治疗入院。拟行手术治疗。

临床诊断:右侧下颌骨颏部骨组织增生伴软组织增生。

处方内容:

| 注射用头孢曲松钠 | 0.5g/ 支 | 2g | 每日 1 次 | 静脉滴注 |
| 氯化钠注射液 | 100mL:0.9g/ 瓶 | 100mL | 每日 1 次 | 静脉滴注 |

【处方问题】适应证不适宜。

【问题分析】根据《抗菌药物临床应用指导原则(2015 年版)》,头颈部手术(经口咽部黏膜)为Ⅱ类切口。手术部位主要感染病原菌为金黄色葡萄球菌、链球菌、口咽部厌氧菌(如消化链球菌),预防性使用抗菌药物推荐第一、第二代头孢菌素 ± 甲硝唑,或克林霉素 + 庆大霉素,注射用头孢曲松钠为第三代头孢菌素,该处方为适应证不适宜。

【干预建议】建议更换为第一、第二代头孢菌素,如头孢唑林或头孢呋辛。

案　例　10

【病例描述】

病历摘要:男,21 岁,因"发现双侧牙槽骨裂开 14 年"收入院,全麻下行双侧完全性牙槽突裂整复术,13—23 牙周植骨术、牙周组织瓣移植术,左侧髂骨取骨术,任意皮瓣形成术。

临床诊断:牙槽突裂。

处方内容:

盐酸左氧氟沙星氯化钠注射液　100mL:0.2g/ 瓶　0.2g　术前 30 分钟　静脉滴注

【处方问题】适应证不适宜。

【问题分析】根据《抗菌药物临床应用指导原则(2015 年版)》,头颈部手术(经口咽部黏膜)为Ⅱ类切口。手术部位主要感染病原菌为金黄色葡萄球菌、链球菌、口咽部厌氧菌(如消化链球菌),预防性使用抗菌药物推荐第一、第二代头孢菌素 ± 甲硝唑,或克林霉素 + 庆大霉素,不应随意选用广谱抗菌药物作为围手术期预防用药。鉴于国内大肠埃希菌对氟喹诺酮类药物的耐药率高,应严格控制氟喹诺酮类药物作为外科围手术期预防用药。该处方属于适应证不适宜。

【干预建议】建议选择《抗菌药物临床应用指导原则(2015 年版)》推荐品种,若患者有头孢类药物过敏史,应在病例中记录后使用克林霉素 + 庆大霉素。

案 例 11

【病例描述】

病历摘要：男,27 岁,因"颌面部外伤 8 小时"入院,于全麻下行双侧上颌骨、右侧颧骨骨折切开复位内固定术。

临床诊断：上颌骨骨折。

处方内容：

注射用头孢唑林钠	1g/ 支	1g	每日 3 次	静脉滴注
氯化钠注射液	100mL：0.9g/ 瓶	100mL	每日 3 次	静脉滴注
左奥硝唑氯化钠注射液	100mL：0.5g/ 瓶	1g	每日 2 次	静脉滴注
复方氯己定含漱液	200mL/ 瓶	10mL	每日 2 次	含漱

【处方问题】适应证不适宜。

【问题分析】根据《抗菌药物临床应用指导原则(2015 年版)》头颈部手术(经口咽部黏膜)为Ⅱ类切口。手术部位主要感染病原菌为金黄色葡萄球菌、链球菌、口咽部厌氧菌(如消化链球菌),预防性使用抗菌药物推荐第一、第二代头孢菌素 ± 甲硝唑,或克林霉素 + 庆大霉素,该处方选择左奥硝唑氯化钠注射液预防感染,为适应证不适宜。

【干预建议】建议将左奥硝唑更换为甲硝唑预防感染。

病 例 12

【病例描述】

病历摘要：女,20 岁,无胃部疾病史,于全麻下行正颌手术治疗,手术时长 4.5 小时。

临床诊断：上颌后缩,下颌前突。

处方内容：

| 注射用兰索拉唑 | 30mg/ 支 | 30mg | 每日 2 次 | 静脉滴注 |
| 氯化钠注射液 | 100mL：0.9g/ 瓶 | 100mL | 每日 2 次 | 静脉滴注 |

【处方问题】适应证不适宜。

【问题分析】根据《质子泵抑制剂临床应用指导原则(2020 年版)》,对于严重创伤、重症患者,应在危险因素出现后静脉注射或滴注奥美拉唑 40mg,2 次 /d,至少连续 3 日,使胃内 pH 迅速上升至 4 以上。当患者病情稳定,可耐受肠内营养或已进食,临床症状开始好转时,可逐渐停药。该患者手术时长 4.5 小时,存在出现应激性黏膜病变的严重危险因素,处方选择注射用兰索拉唑预防应激性胃黏膜病变,但兰索拉唑的适应证不包括预防应激性黏膜损伤,该处方属于适应证不适宜。

【干预建议】建议按照《质子泵抑制剂临床应用指导原则(2020年版)》推荐,选择奥美拉唑预防应激性黏膜损伤。

案 例 13

【病例描述】

病历摘要:女,59岁。

临床诊断:急性化脓性腮腺炎。

处方内容:

| 注射用头孢哌酮钠舒巴坦钠 | 1.5g/支 | 3g | 12小时1次 | 静脉滴注 |
| 氯化钠注射液 | 100mL:0.9g/瓶 | 100mL | 12小时1次 | 静脉滴注 |

【处方问题】适应证不适宜。

【问题分析】急性化脓性腮腺炎的常见病原体多为金黄色葡萄球菌,少数为链球菌,治疗药物应选择头孢唑林或头孢呋辛等第一、第二代头孢菌素,该处方使用注射用头孢哌酮钠舒巴坦钠,属于适应证不适宜。

【干预建议】建议调整治疗方案为第一、第二代头孢菌素。

案 例 14

【病例描述】

病历摘要:女,51岁,全麻下行右侧下颌骨肿物切除术,术中出血200mL。

临床诊断:右侧下颌骨成釉细胞瘤。

处方内容:

| 羟乙基淀粉 130/0.4 电解质注射液 | 500mL/瓶 | 500mL | 每日1次 | 静脉滴注 | 5天 |

【处方问题】适应证不适宜。

【问题分析】该患者手术失血量为200mL,麻醉手术期间生理需要量和累计缺失量主要通过晶体溶液补充。说明书中规定,在输注羟乙基淀粉前,医师应对输液应答进行评估,只有在单独使用晶体溶液被认为不足时,才能使用羟乙基淀粉。治疗血容量不足时,羟乙基淀粉的使用应限于容量复苏的早期阶段,最大持续时间为24小时,该处方使用羟乙基淀粉为适应证不适宜。

【干预建议】建议停用羟乙基淀粉130/0.4电解质注射液,换用晶体溶液补充。若考虑患者血容量不足,建议进行相应检查明确后使用,疗程控制在24小时以内。

第二篇

案　例　15

【病例描述】

病历摘要：男，15岁，无胃部疾病史，全麻下行囊肿摘除术，手术时长50分钟。

临床诊断：左侧上颌骨含牙囊肿。

处方内容：

注射用奥美拉唑钠	40mg/支	40mg	每日2次	静脉滴注
氯化钠注射液	100mL：0.9g/瓶	100mL	每日2次	静脉滴注
洛索洛芬钠片	60mg×1片	60mg	每日3次	口服

【处方问题】适应证不适宜。

【问题分析】根据《质子泵抑制剂临床应用指导原则（2020年版）》，对于严重创伤、重症患者，应在危险因素出现后静脉注射或滴注奥美拉唑40mg，2次/d，至少连续3日，使胃内pH迅速上升至4以上。对于存在两项潜在危险因素者，可预防性用药。该患者手术50分钟，既往无胃部基础疾病，使用非甾体抗炎药缓解疼痛，仅存在一项潜在危险因素，使用注射用奥美拉唑钠，属于适应证不适宜。

【干预建议】建议停用注射用奥美拉唑钠，或补充完善危险因素后方可使用。

二、遴选药品不适宜

案　例　16

【处方描述】

患儿信息：男，9岁。

临床诊断：多生牙、牙拔除术。

处方内容：

氨酚双氢可待因片　0.5g×24片　0.5g　每4~6小时1次　口服

【处方问题】遴选药品不适宜。

【问题分析】氨酚双氢可待因片为对乙酰氨基酚和酒石酸双氢可待因的复方制剂，由于双氢可待因在18岁以下儿童中的安全性和有效性尚未明确，因此该药禁用于18岁以下儿童。该患儿为9岁，该处方属于遴选药品不适宜。

【干预建议】建议将氨酚双氢可待因片更换为更适合儿童的对乙酰氨基酚溶液或布洛芬混悬液。

案 例 17

【病例描述】

病历摘要：女,32 岁,孕 34 周,患者急诊就诊,疼痛明显。

临床诊断：右侧咬肌间隙感染。

处方内容：

布洛芬缓释胶囊　0.3g/ 粒　0.3g　即刻　口服

【处方问题】遴选药品不适宜。

【问题分析】布洛芬为非甾体抗炎药,用于缓解轻至中度疼痛,如头痛、关节痛、偏头痛、牙痛、肌肉痛、神经痛、痛经,也用于普通感冒或流行性感冒引起的发热。患者孕 34 周,处于孕晚期,妊娠晚期使用非甾体抗炎药会导致胎儿动脉导管提前闭塞,出现肺动脉内压力及右心室压力增高,严重者可致胎儿死亡,该处方属于遴选药品不适宜。

【干预建议】建议针对感染进行治疗,镇痛药确实必要时可使用对乙酰氨基酚。

案 例 18

【处方描述】

患儿信息：女,3 岁。

临床诊断：左侧口角外伤。

处方内容：

阿替卡因肾上腺素注射液　1.7mL×1 支　1.7mL　即刻　局部注射

【处方问题】遴选药品不适宜。

【问题分析】阿替卡因肾上腺素注射液说明书中明确指出"适用于成人及 4 岁以上儿童,这种麻醉技术对于 4 岁以下年龄组不适合"。患儿为 3 岁儿童,该处方属于遴选药品不适宜。

【干预建议】建议更换为盐酸利多卡因注射液。

案 例 19

【处方描述】

患者信息：女,50 岁,既往癫痫病史。

临床诊断：智齿冠周炎。

处方内容：

头孢氨苄片　　　　　　0.25g×48 片　　0.5g　　每 6 小时 1 次　口服

| 奥硝唑片 | 0.25g×24 片 | 0.5g | 每日 2 次 | 口服 |

【处方问题】遴选药品不适宜。

【问题分析】奥硝唑说明书提示,禁用于脑和脊髓发生病变的患者,癫痫及各种器官硬化症患者。服用奥硝唑后,个别患者可见中枢神经系统障碍,如震颤、强直、癫痫发作等。患者有癫痫病史,服用奥硝唑可能诱发癫痫发作。该处方属于遴选药品不适宜。

【干预建议】智齿冠周炎以局部治疗为主,局部严重红肿热痛伴有发热等全身症状或糖尿病等基础疾病的患者,可短期口服抗菌药物 3~7 天。该患者既往有癫痫病史,针对口腔厌氧菌可选择口服甲硝唑治疗,建议将奥硝唑更换为甲硝唑。

<h2 style="text-align:center">案 例 20</h2>

【病例描述】

病历摘要:男,10 岁,于全麻下行颧骨颧弓骨折复位内固定术。

临床诊断:左侧颧骨颧弓骨折。

处方内容:

| 替硝唑葡萄糖注射液 | 200mL:0.4g/ 瓶 | 0.4g | 每日 1 次 | 静脉滴注 |

【处方问题】遴选药品不适宜。

【问题分析】说明书中规定,由于替硝唑在 12 岁以下人群中资料不足,因此禁用于 12 岁以下儿童。

【干预建议】建议将替硝唑更换为甲硝唑,用于预防手术切口部位的厌氧菌感染。

三、药品剂型或给药途径不适宜

<h2 style="text-align:center">案 例 21</h2>

【病例描述】

病历摘要:男,69 岁,全麻下行手术治疗。

临床诊断:左侧软腭咽旁肌上皮瘤。

处方内容:

| 布洛芬缓释胶囊 | 0.3g/ 粒 | 0.3g | 每日 1 次 | 胃管注入 |

【处方问题】药品剂型不适宜。

【问题分析】布洛芬为非甾体抗炎药,用于缓解轻至中度疼痛,如头痛、关节痛、偏头痛、牙痛、肌肉痛、神经痛、痛经,也用于普通感冒或流行性感冒引起的发热。该病例使用布洛芬缓释胶囊缓解术后疼痛,因该药为缓释制剂,必须整粒吞服,不得打开或溶解后服用,而该患者行鼻饲饮食,缓释胶囊无法经胃管注入,故该处方属于药品剂型不适宜。

【干预建议】建议选择布洛芬常释剂型或其他非甾体抗炎药的常释剂型。

案 例 22

【处方描述】

患者信息:女,67 岁。

临床诊断:三叉神经痛。

处方内容:

地塞米松磷酸钠注射液	1mL:5mg×1 支		1mL	即刻	静脉注射
维生素 B$_{12}$ 注射液	1mL:0.5mg×1 支	0.5mg		即刻	静脉注射

【处方问题】给药途径不适宜。

【问题分析】患者诊断为三叉神经痛,而地塞米松磷酸钠注射液与维生素 B$_{12}$ 注射液为局部封闭治疗用药,该处方属于给药途径不适宜。

【干预建议】建议将给药途径改为局部注射。

案 例 23

【病例描述】

病历摘要:男,63 岁,全麻下行左侧舌恶性肿物扩大切除术,术后留置胃管,K$^+$ 3.1mmol/L。

临床诊断:左侧舌高分化鳞状细胞癌。

处方内容:

氯化钾注射液	10mL:1g/ 支	20mL	每日 1 次	胃管注入

【处方问题】药品剂型或给药途径不适宜。

【问题分析】氯化钾注射液用于严重低钾血症或不能口服者。氯化钾对胃黏膜有刺激性,直接胃管注入高浓度氯化钾注射液易损伤胃黏膜。氯化钾注射液应稀释后静脉滴注。该处方胃管注入氯化钾注射液,属于药品剂型或给药途径不适宜。

【干预建议】建议开具口服补钾制剂,若患者合并胃肠道疾病需要使用静脉补钾,建议增加氯化钾注射液溶媒后,修改给药途径为静脉滴注。

案 例 24

【处方描述】

患者信息:女,36 岁。

临床诊断：阻生牙、牙拔除术。

处方内容：

西吡氯铵含片　2mg×24片　2mg　每日3次　口服

【处方问题】给药途径不适宜。

【问题分析】西吡氯铵含片为口咽局部抗菌剂，可用于口腔感染性疾病的辅助治疗，说明书推荐每次1片，每日3~4次，含于口中使其徐徐溶化，而非口服，该处方属于给药途径不适宜。

【干预建议】建议修改给药途径为含化。

案　例　25

【处方描述】

患者信息：男，23岁。

临床诊断：阻生牙、牙拔除术。

处方内容：

盐酸利多卡因注射液　5mL：0.1g/支　5mL　即刻　皮下注射

【处方问题】给药途径不适宜。

【问题分析】根据药品说明书，盐酸利多卡因注射液主要用于浸润麻醉、硬膜外麻醉、表面麻醉（包括在胸腔镜检查或腹腔手术时用于黏膜麻醉）及神经传导阻滞麻醉。未见利多卡因皮下注射的相关证据，实际用法为局部注射。该处方属于给药途径不适宜。

【干预建议】建议修改给药途径为局部注射。

案　例　26

【病例描述】

病历摘要：男，30岁，全麻下行下颌骨骨折切开复位内固定术。

临床诊断：下颌骨骨折。

处方内容：

甲硝唑氯化钠注射液	250mL：0.5g/瓶	0.5g	即刻	外用冲洗
注射用头孢唑林钠	1g/支	2g	每日3次	静脉滴注
氯化钠注射液	100mL：0.9g/瓶	100mL	每日3次	静脉滴注

【处方问题】给药途径不适宜。

【问题分析】甲硝唑主要用于厌氧菌感染的预防和治疗。《抗菌药物临床应用指导原则(2015 年版)》指出,宜尽量避免抗菌药物的局部应用:皮肤黏膜局部应用抗菌药物后,很少被吸收,在感染部位不能达到有效浓度,反而易导致耐药菌产生,因此治疗全身性感染或脏器感染时应避免局部应用抗菌药物。某些皮肤表层及口腔、阴道等黏膜表面的感染可采用抗菌药物局部应用或外用,但应避免将主要供全身应用的品种作为局部用药。该处方使用甲硝唑注射液,属于给药途径不适宜。

【干预建议】建议将甲硝唑的给药途径更改为静脉滴注,或选择生理盐水外用冲洗。

四、用法、用量不适宜

案 例 27

【病例描述】

病历摘要:女,35 岁,全麻下行下颌骨骨折复位内固定术。

临床诊断:下颌骨骨折。

处方内容:

注射用头孢唑林钠	1g/ 支	1g	每日 2 次	静脉滴注	7 天
氯化钠注射液	100mL : 0.9g/ 瓶	100mL	每日 2 次	静脉滴注	7 天
甲硝唑氯化钠注射液	100mL : 0.5g/ 瓶	1g	每日 3 次	静脉滴注	7 天
复方氯己定含漱液	200mL/ 瓶	10mL	每日 2 次	含漱	

【处方问题】用法、用量不适宜。

【问题分析】头孢唑林钠用于预防外科手术后感染时,一般术前 0.5~1.0 小时肌内注射或静脉给药 1g,手术时间超过 6 小时者术中追加 0.5~1.0g,术后每 6~8 小时加用 0.5~1.0g,至术后 24 小时止。清洁 - 污染手术和污染手术的预防用药时间亦为 24 小时,污染手术必要时延长至 48 小时。过度延长用药时间并不能进一步提高预防效果,且预防用药时间超过 48 小时,耐药菌感染机会增加。该患者颌面部外伤,为污染切口,头孢唑林每日给药 2 次,给药频次不足,预防用药疗程 7 天,疗程过长,该处方为用法、用量不适宜。

【干预建议】建议将注射用头孢唑林钠给药频次调整为术后 6~8 小时 1 次,疗程必要时延长至 48 小时。

案 例 28

【病例描述】

病历摘要:男,55 岁,前列腺癌,全麻下行死骨摘除术。

临床诊断:上颌骨药物相关性颌骨坏死。

处方内容：

注射用帕瑞昔布钠　40mg/ 支　40mg　每日 3 次　静脉注射　1 天

【处方问题】用法、用量不适宜。

【问题分析】注射用帕瑞昔布钠用于手术后疼痛的短期治疗。推荐剂量为 40mg 静脉注射或肌内注射给药，随后视需要间隔 6~12 小时给予 20mg 或 40mg，每天总剂量不超过 80mg。该处方注射用帕瑞昔布钠每日 3 次，总剂量 120mg，超过说明书推荐最大日剂量，为用法、用量不适宜。

【干预建议】建议调整帕瑞昔布钠的给药剂量为每日 2 次，若患者疼痛控制效果不佳，建议给予阿片类镇痛药或联合其他作用机制的镇痛药。

案　例　29

【病例描述】

病历摘要：患者，男，18 岁，拟行"上颌骨 Le Fort Ⅰ型骨切开术 + 双侧下颌支矢状骨劈开术 + 上下颌骨内固定术 + 颏成形术 + 上颌骨植骨术"，手术时长 4 小时 30 分钟。

临床诊断：上颌后缩，下颌前突。

处方内容：

注射用头孢美唑钠	1g/ 支	1g	术前 0.5~1.0 小时	静脉滴注	
氯化钠注射液	100mL：0.9g/ 瓶	100mL	术前 0.5~1.0 小时	静脉滴注	
注射用头孢美唑钠	1g/ 支	1g	12 小时 1 次	静脉滴注	6 天
氯化钠注射液	100mL：0.9g/ 瓶	100mL	12 小时 1 次	静脉滴注	6 天

【处方问题】用法、用量不适宜。

【问题分析】《抗菌药物临床应用指导原则（2015 年版）》中指出：抗菌药物预防用药首选第一、第二代头孢菌素类，有效覆盖时间应包括整个手术过程，如手术时间超过 3 小时或超过所用药物半衰期 2 倍，或成人出血量超过 1 500mL，术中应追加一次。该手术持续 4.5 小时，预防用药选择注射用头孢美唑钠（静脉滴注半衰期约为 1.2 小时），术中应追加给药一次。清洁 - 污染手术和污染手术的预防用药时间亦为 24 小时，污染手术必要时延长至 48 小时。过度延长用药时间并不能进一步提高预防效果，且预防用药时间超过 48 小时，耐药菌感染机会增加。该患者预防用药延长至 6 天，为用法、用量不适宜。

【干预建议】建议手术超过 3 小时应追加给药一次，严格按照《抗菌药物临床应用指导原则（2015 年版）》控制预防性使用抗菌药物疗程。

案 例 30

【病例描述】

病历摘要：女，15岁，58kg，全麻下行右侧颧骨颧弓骨折复位内固定术，青霉素过敏史。

临床诊断：右侧颧骨颧弓骨折。

处方内容：

| 盐酸克林霉素注射液 | 2mL：0.6g/支 | 0.6g | 每日1次 | 静脉滴注 |
| 氯化钠注射液 | 250mL：2.25g/瓶 | 250mL | 每日1次 | 静脉滴注 |

【处方问题】用法、用量不适宜。

【问题分析】根据药品说明书规定的用法用量，盐酸克林霉素注射液用于4周及4周以上小儿，每日15~25mg/kg，分3~4次给予；严重感染者，每日25~40mg/kg，分3~4次给予。该患者58kg，每日用量应为870~1 450mg，分3~4次给予，该处方开具0.6g/次，每日1次，属于用法、用量不适宜。

【干预建议】建议使用盐酸克林霉素注射液，按照体重计算后分3~4次给予。

案 例 31

【病例描述】

病历摘要：男，23岁，全麻下行下颌骨骨折切开复位内固定术。

临床诊断：下颌骨骨折、低钾血症。

处方内容：

枸橼酸钾颗粒　2g/袋　6g　每日1次　口服　1天

【处方问题】用法、用量不适宜。

【问题分析】枸橼酸钾颗粒用于预防和治疗各种原因导致的低钾血症，说明书推荐口服，每次1~2袋，每日3次。该病例单次给药6g，为用法、用量不适宜。

【干预建议】建议根据患者血钾情况调整，若患者为轻度低钾可调整给药剂量为2g/次，每日3次，口服补钾；若患者为严重低钾可考虑静脉补充，同时监测患者血钾情况。

案 例 32

【病例描述】

病历摘要：男，58岁。

临床诊断：右侧咬肌间隙感染。

处方内容：

注射用头孢曲松钠	1g/支	1.5g 每日2次	静脉滴注
氯化钠注射液	100mL：0.9g/瓶	100mL 每日2次	静脉滴注

【处方问题】用法、用量不适宜。

【问题分析】注射用头孢曲松钠为 β- 内酰胺类抗菌药物，属于时间依赖型抗菌药物，但由于其半衰期长，8~10 小时，一次使用头孢曲松 1~2g 后能显示出很好的组织和体液的穿透性，在多种组织和体液中药物浓度保持高于感染致病菌的最小抑菌浓度达 24 小时以上，因此该药每日 1 次即可，该处方属于用法、用量不适宜。

【干预建议】建议修改注射用头孢曲松剂量为 1~2g，每日 1 次。

案 例 33

【病例描述】

病历摘要：男，51 岁，全麻下行右侧舌恶性肿物扩大切除术，术后出现胃部不适反酸。

临床诊断：右侧舌高分化鳞状细胞癌。

处方内容：

铝碳酸镁咀嚼片　0.5g/片　0.5g　每日 1 次　口服　3 天

【处方问题】用法、用量不适宜。

【问题分析】铝碳酸镁咀嚼片用于与胃酸有关的胃部不适症状，如胃痛、胃灼热、嗳气、饱胀等。说明书推荐常用剂量一次 1~2 片，每日 3~4 次给药，该处方属于用法、用量不适宜。

【干预建议】建议根据说明书推荐用量开具处方。

案 例 34

【病例描述】

病历摘要：男，45 岁全麻下行左侧上颌骨恶性肿物扩大切除术。

临床诊断：左侧上颌骨高分化鳞状细胞癌。

处方内容：

洛芬待因缓释片　0.2g：13mg/片　0.2g　每 4 小时 1 次　口服　1 天

【处方问题】用法、用量不适宜。

【问题分析】洛芬待因缓释片用于多种原因引起的中等程度疼痛的镇痛，如癌症疼痛、手术后疼痛、关节痛、神经痛、肌肉痛、偏头痛、痛经、牙痛等。该药为缓释制剂，成人每 12 小时 1 次,每次 2~4 片。该处方 4 小时给药 1 次,属于用法、用量不适宜。

【干预建议】建议按照说明书推荐每 12 小时用药 1 次,单次给药剂量可增加至 4 片,若疼痛仍控制不佳,可考虑给予强阿片类镇痛药。

案 例 35

【病例描述】

病历摘要:女,76 岁,于全麻下行左侧下颌骨恶性肿物扩大切除术,术后第一天白蛋白 25g/L(正常值:>35g/L)。术后第五天,白蛋白 37g/L,病程记录饮食可。

临床诊断:左侧下颌骨高分化鳞癌、低蛋白血症。

处方内容:

人血白蛋白静脉输注溶液　50mL:10g/瓶　10g　每日 1 次　静脉滴注　8 天

【处方问题】用法、用量不适宜。

【问题分析】患者手术后第一天白蛋白 25g/L,诊断为低蛋白血症,给予人血白蛋白补充后,于术后第五天复查,白蛋白恢复正常且在患者饮食尚可的情况下,仍继续使用药品 3 天,该处方属于用法、用量不适宜。

【干预建议】患者诊断为左侧下颌骨高分化鳞癌,为恶性肿瘤,手术范围较大,术后出现低蛋白血症,白蛋白水平恢复正常后建议停用人血白蛋白静脉输注溶液,同时密切监测患者白蛋白水平。

案 例 36

【病例描述】

病历摘要:男,9 岁,31kg,全麻下行舌下腺囊肿切除术。

临床诊断:舌下腺囊肿。

处方内容:

注射用头孢唑林钠	1g/支	1g	术前 30 分钟	静脉滴注
氯化钠注射液	250mL:2.25g/瓶	250mL	术前 30 分钟	静脉滴注
注射用头孢唑林钠	1g/支	1g	术后 24 小时内	静脉滴注
氯化钠注射液	250mL:2.25g/瓶	250mL	术后 24 小时内	静脉滴注

【处方问题】用法、用量不适宜。

【问题分析】根据注射用头孢唑林钠说明书,在儿童中日给药剂量按 25~50mg/kg 给药,将日给药剂量等分 3~4 次给药,对于特别严重的感染,总日剂量可以增加至 100mg/kg 体重。该病例中患儿为预防用药,体重 31kg,按照 50mg/(kg·d),日最大给药剂量应为 1 550mg,但本案例中术前 0.5~1.0 小时予以 1g,术后 24 小时内,再次追加 1g,超出说明书推荐常规日最大剂量,该处方属于用法、用量不适宜。

【干预建议】根据患儿体重进行用药剂量调整,建议预防用药单次给药剂量最大可给予 50mg/kg。

案 例 37

【处方描述】

患者信息:男,63 岁。

临床诊断:下颌骨恶性肿瘤术后感染。

处方内容:

聚维酮碘含漱液　　250mL:2.5g×2 瓶　　5g　　每日 1 次　　漱口

【处方问题】用法、用量不适宜。

【问题分析】聚维酮碘含漱液可用于口腔炎、咽喉炎、口腔溃疡、口腔手术前的消毒,以及日常的口腔消毒保健,说明书推荐每次 10mL,每日可重复 4 次,连续使用可至 14 天。该处方单次用量为 5g,每日 1 次,属于用法、用量不适宜。

【干预建议】建议修改聚维酮碘含漱液用法用量为每次 10mL,每日 4 次。

案 例 38

【处方描述】

患儿信息:男,11 岁。

临床诊断:牙瘤、牙瘤切除术。

处方内容:

布洛芬混悬液	100mL:2g×1 瓶	4mL	每日 3 次	口服
复方氯己定含漱液	200mL×1 瓶	10mL	每日 2 次	含漱
阿替卡因肾上腺素注射液	1.7mL×1 支	1.7mL	即刻	局部注射
阿莫西林胶囊	0.5g×30 粒	0.5g	每日 2 次	口服

【处方问题】用法、用量不适宜。

【问题分析】说明书推荐,对于 10~12 岁儿童,布洛芬混悬液给药剂量一般为 10mL,若持续疼痛或发热,可间隔 4~6 小时重复用药 1 次,24 小时不超过 4 次;也可根据患儿体重给药。该处方未注明患儿体重,按照患儿年龄,该处方属于用法、用量不适宜。

【干预建议】建议修改布洛芬混悬液用法用量为每次 10mL,每日 4 次。若患儿体重较轻建议处方标注患儿体重,按照说明书推荐体重范围给予相应剂量。

案 例 39

【处方描述】

患儿信息:男,3 岁,15kg。

临床诊断:下颌骨骨折。

处方内容:

水合氯醛 / 糖浆组合包装　1.342g×1 盒　1.342g　必要时　口服

【处方问题】用法、用量不适宜。

【问题分析】说明书规定水合氯醛 / 糖浆组合包装应按最低有效剂量服用,儿童镇静、催眠常规剂量为 30~50mg/kg,可根据年龄、症状及目的酌情增减睡前服用剂量。小于 1 个月的早产儿、新生儿,起始剂量应酌情减至 20~40mg/kg。该患儿体重 15kg,给药剂量应为 450~750mg,该处方属于用法、用量不适宜。

【干预建议】建议根据患儿体重计算药品用量,修改处方。

案 例 40

【处方描述】

患者信息:女,28 岁。

临床诊断:阻生牙。

处方内容:

头孢克洛缓释胶囊	0.187 5g×12 粒	0.187 5g	每日 2 次	口服
甲硝唑片	0.2g×21 片	0.2g	每日 3 次	口服
复方对乙酰氨基酚片	20 片	1 片	每日 3 次	口服

【处方问题】用法、用量不适宜。

【问题分析】头孢克洛缓释胶囊的用法用量为成年人及体重 20kg 以上儿童,常用量每日 2 次,每次 0.375~0.750g(2~4 粒)于早、晚餐后口服。20kg 以下儿童遵医嘱。该患者为成年人,单次给药剂量 0.187 5g,给药剂量过小,该处方属于用法、用量不适宜。

【干预建议】建议调整给药剂量每次 0.375~0.750g,确保药物在体内的浓度达到预防感染的效果。

案 例 41

【病例描述】

病历摘要:男,29 岁,因左侧下颌骨肿物入院,拟行"左侧下颌骨肿物切除术、36 拔除术"。入院后辅助检查：空腹血糖 13.2mmol/L，尿常规示葡萄糖(+++)。内分泌会诊：2 型糖尿病？左侧下颌骨肿物。建议：阿卡波糖 100mg 口服，每日 3 次；磷酸西格列汀片 100mg口服，每日 1 次，血糖控制后行手术治疗。

临床诊断：左侧下颌骨根尖周囊肿，2 型糖尿病？

处方内容：

注射用头孢唑林钠	1g/ 支	1g	术前 0.5~1.0 小时	静脉滴注	
氯化钠注射液	100mL：0.9g/ 瓶	100mL	术前 0.5~1.0 小时	静脉滴注	
注射用头孢唑林钠	1g/ 支	1g	12 小时 1 次	静脉滴注	4 天
氯化钠注射液	100mL：0.9g/ 瓶	100mL	12 小时 1 次	静脉滴注	4 天

【处方问题】用法、用量不适宜。

【问题分析】《抗菌药物临床应用指导原则(2015 年版)》中指出：清洁 - 污染手术和污染手术的预防用药时间亦为 24 小时，污染手术必要时延长至 48 小时。过度延长用药时间并不能进一步提高预防效果，且预防用药时间超过 48 小时，耐药菌感染机会增加。头孢唑林为时间依赖型抗菌药物，手术后应 6~8 小时给药 1 次，疗程为 24 小时。该患者血糖高，不排除糖尿病的可能，根据国内外糖尿病最新指南推荐，应检查患者糖化血红蛋白(HbA1c)以明确患者近期血糖控制情况，不应仅依靠延长抗菌药物的用药时间来预防切口感染。该处方预防用药疗程为 4 天，属于用法、用量不适宜。

【干预建议】建议行 HbA1c 检查，明确患者近期血糖控制情况，控制预防用抗菌药物的使用时间，将头孢唑林给药频次修改为 8 小时 1 次。

案　例　42

【处方描述】

患者信息：女，64 岁。

临床诊断：三叉神经痛。

处方内容：

卡马西平片　0.1g×9 片　0.1g　每日 3 次　口服

【处方问题】用法、用量不适宜。

【问题分析】根据卡马西平片说明书，卡马西平应用于镇痛治疗时，建议初始方案是0.1g，每日 2 次，口服，若症状不缓解，第二日后增加每次剂量，该处方中卡马西平给药频次不适宜。

【干预建议】建议按说明书用法调整卡马西平的给药频次为每日 2 次。

案 例 43

【处方描述】

患者信息：女，63 岁。

临床诊断：右侧上颌牙龈疣状癌术后。

处方内容：

复方氯己定含漱液　　200mL×2 瓶　　200mL　　每日 2 次　　含漱

【处方问题】用法、用量不适宜。

【问题分析】复方氯己定含漱液用于龈炎、冠周炎、口腔黏膜炎等引起的牙龈出血、牙周脓肿、口腔黏膜溃疡等的辅助治疗。说明书推荐用量为一次 10~20mL，早晚刷牙后含漱，5~10 日为一疗程。该处方单次用量 200mL，给药剂量过大，属于用法、用量不适宜。

【干预建议】建议按照说明书推荐给药剂量，修改处方单次剂量为每次 10~20mL。

案 例 44

【病例描述】

病历摘要：男，50 岁，青霉素过敏，近两年左侧下颌后牙反复疼痛，注射抗菌药物后好转，但未彻底治愈。就诊 3 个月前左侧下颌肿痛加重，未行特殊治疗。就诊 4 天前自觉左侧下颌后牙疼痛难忍，自行口服药物(药物种类及剂量不详)效果不佳；后自觉左侧下颌区肿胀，于当地诊所给予注射抗菌药物 2 天，效果不佳。

临床诊断：口底蜂窝织炎、双侧下颌下间隙感染。

处方内容：

| 甲磺酸左氧氟沙星注射液 | 100mL：0.2g/ 瓶 | 0.2g | 每日 2 次 | 静脉滴注 |
| 奥硝唑氯化钠注射液 | 100mL：0.25g/ 瓶 | 0.5g | 每日 1 次 | 静脉滴注 |

【处方问题】用法、用量不适宜。

【问题分析】左氧氟沙星为浓度依赖型抗菌药物，且半衰期较长，给药频次以每日 1 次为宜，目前临床常用剂量为 0.50g 或 0.75g，由于国内部分厂家说明书仍未修订，推荐用量为 0.2g，每日 2 次，但该用法不能达到最佳治疗效果，因此该处方为用法、用量不适宜。奥硝唑用于治疗厌氧菌引起的感染，成人起始剂量为 0.5~1.0g，后每 12 小时 0.5g，因此该处方也属于用法、用量不适宜。

【干预建议】建议将甲磺酸左氧氟沙星注射液用法用量改为 0.5g，每日 1 次；奥硝唑注射液用法用量改为 0.5g，每 12 小时 1 次。

案 例 45

【病例描述】

病历摘要：女,22 岁,有头孢类药物过敏史。

临床诊断：左侧咬肌间隙感染。

处方内容：

| 氯化钠注射液 | 250mL：2.25g/ 瓶 | 250mL | 每日 1 次 | 静脉滴注 |
| 注射用盐酸克林霉素 | 0.3g/ 支 | 0.6g | 每日 1 次 | 静脉滴注 |

【处方问题】用法、用量不适宜

【问题分析】注射用盐酸克林霉素在成人体内半衰期约为 3 小时,推荐每日 0.6~1.2g,分 2~4 次给予；严重感染者每日 1.2~2.4g,分 2~4 次静脉滴注。该处方注射用盐酸克林霉素给药频次为每日 1 次,属于用法、用量不适宜。

【干预建议】建议根据患者感染严重程度确定总日剂量后,分 2~4 次静脉滴注。

案 例 46

【处方描述】

患儿信息：男,6 岁 11 个月,体重 20kg,有阿莫西林过敏史。

临床诊断：埋伏牙、牙拔除术。

处方内容：

| 罗红霉素分散片 | 0.15g×6 片 | 0.15g | 每日 2 次 | 口服 |
| 西吡氯铵含漱液 | 200mL：0.2g×1 瓶 | 10mL | 每日 2 次 | 含漱 |

【处方问题】用法、用量不适宜。

【问题分析】罗红霉素儿童用量为一次 2.5~5.0mg/kg,每日 2 次,该患儿体重 20kg,每次用量应为 50~100mg,该处方单次用量过大,属于用法、用量不适宜。

【干预建议】建议按照说明书推荐儿童用量,修改罗红霉素给药剂量。

案 例 47

【处方描述】

患者信息：男,31 岁。

临床诊断：正颌术后感染。

处方内容：

阿莫西林克拉维酸钾干混悬剂　228.5mg×8 袋　1 袋　每日 2 次　口服

【处方问题】用法、用量不适宜。

【问题分析】阿莫西林克拉维酸钾干混悬剂用于成人,根据病情需要,一次 2~4 包,每 12 小时 1 次,该处方用于成人给药剂量过小,体内药物浓度无法达到杀菌效果。

【干预建议】建议根据患者术后感染情况,调整阿莫西林克拉维酸钾干混悬剂给药剂量。

案 例 48

【病例描述】

病历摘要:男,63 岁。

临床诊断:右侧面部多间隙感染。

处方内容:

注射用头孢呋辛钠	0.75g/ 支	1.5g	第一天	9:20	静脉滴注
氯化钠注射液	100mL:0.9g/ 瓶	100mL	第一天	9:20	静脉滴注
注射用头孢呋辛钠	0.75g/ 支	1.5g	第二天	1:30	静脉滴注
氯化钠注射液	100mL:0.9g/ 瓶	100mL	第二天	1:30	静脉滴注

【处方问题】用法、用量不适宜。

【问题分析】头孢呋辛为时间依赖型抗菌药物,清除半衰期约 70 分钟,推荐每 8 小时给药 1 次,该处方两组头孢呋辛间隔 16 小时,给药量不足,该处方属于用法、用量不适宜。

【干预建议】建议注射用头孢呋辛钠严格按照每 8 小时给药 1 次,延长药物在体内浓度大于最小抑菌浓度的时间,提升治疗效果。

案 例 49

【处方描述】

患者信息:女,62 岁,因牙痛就诊。

临床诊断:牙列缺损。

处方内容:

头孢拉定胶囊	0.25g×24 粒	0.25g	每 6 小时 1 次	口服
甲硝唑片	0.2g×21 片	0.2g	每日 1 次	口服
布洛芬缓释胶囊	0.3g×20 粒	0.3g	必要时 1 次	口服
复方氯己定含漱液	200mL×1 瓶	10mL	每日 2 次	含漱

【处方问题】用法、用量不适宜。

【问题分析】甲硝唑片用于厌氧菌导致的口腔感染时,成人常用量一次 0.2~0.4g,每日 3 次。处方开具为每日 1 次,给药频次不足,无法达到最佳治疗效果。该处方属于用法、用量不适宜。

【干预建议】建议将甲硝唑片的给药频次修改为每日 3 次。

案 例 50

【病例描述】

病历摘要:女,7 岁,23kg,有头孢过敏史(具体不详),拟于全麻下行囊肿摘除术。

临床诊断:左侧颈部囊肿伴感染。

处方内容:

盐酸克林霉素氯化钠注射液　100mL:0.3g/瓶　0.3g　每日 2 次　静脉滴注 1 天

【处方问题】用法、用量不适宜。

【问题分析】盐酸克林霉素在儿童体内半衰期为 2.5 小时,儿童推荐剂量为 15~40mg/ (kg·d),分 3~4 次给予。该患儿 23kg,推荐日剂量为 345~920mg/d,分 3~4 次给予。该处方给药频次为每日 2 次,为用法、用量不适宜。

【干预建议】建议按照说明书推荐用法,调整给药频次,日剂量分 3~4 次给予。

案 例 51

【病例描述】

病历摘要:女,5 岁 8 个月,20kg,有头孢类药物过敏史,全麻下行腺样体摘除术。

临床诊断:儿童睡眠呼吸暂停综合征。

处方内容:

盐酸林可霉素注射液　2mL:0.6g/支　0.3g　8 小时 1 次　静脉滴注　1 天

【处方问题】用法、用量不适宜。

【问题分析】根据说明书规定,儿童应用林可霉素每日 10~20mg/kg,该患儿 20kg,每日最大剂量 400mg,患儿实际使用量为 900mg/d,属于用法、用量不适宜。

【干预建议】建议按照说明书推荐给药剂量,根据患儿实际体重计算每日总用量,日剂量分 2~3 次给予。

案 例 52

【病例描述】

病历摘要:女,6 个月 28 天,8kg,全麻下行Ⅱ度腭裂修补术。

临床诊断:腭裂Ⅱ度。

处方内容:

维生素 C 注射液	2mL:0.5g/ 支	0.5g	每日 2 次	静脉滴注	2 天
葡萄糖注射液	100mL:5g/ 瓶	100mL	每日 2 次	静脉滴注	2 天

【处方问题】用法、用量不适宜。

【问题分析】维生素 C 可降低毛细血管通透性,减少出血,促进组织再生及伤口愈合。根据说明书规定,维生素 C 小儿每日 100~300mg,分次注射。

【干预建议】建议按照说明书推荐给药剂量,每日 100~300mg,分次注射。

案 例 53

【处方描述】

患者信息:女,26 岁。

临床诊断:阻生牙、牙拔除术。

处方内容:

阿莫西林克拉维酸钾分散片	166.25mg×8 片	312.5mg	每日 3 次	口服
尼美舒利缓释片	0.2g×6 片	0.2g	每日 2 次	口服

【处方问题】用法、用量不适宜。

【问题分析】尼美舒利为非甾体抗炎药,该处方中开具的是缓释制剂,说明书推荐剂量为一次 0.2g,每日 1 次。该处方属于用法、用量不适宜。

【干预建议】建议修改尼美舒利缓释片给药频次为每日 1 次,避免给药过量。

案 例 54

【处方描述】

患者信息:男,67 岁,肝肾功能正常。

临床诊断:舌恶性肿瘤术后。

处方内容:

尼美舒利分散片	0.1g×10 片	0.1g	每日 2 次	口服
头孢克洛干混悬剂	0.125g×6 袋	0.125g	每日 3 次	口服
西吡氯铵含漱液	200mL:0.2g×1 瓶	15mL	每日 3 次	含漱

【处方问题】用法、用量不适宜。

【问题分析】头孢克洛干混悬剂成人常用剂量为每次 0.25g,每 8 小时 1 次,本处方单次给药剂量 0.125g,剂量过小,可能无法达到预期治疗效果,该处方属于用法、用量不适宜。

【干预建议】建议将头孢克洛干混悬剂的用法用量改为每次 0.25g,每 8 小时 1 次。

案 例 55

【病例描述】

病历摘要:女,10 岁,拟行 "左侧上颌骨病损切除术 + 左侧上颌额外牙拔除术 +23 导萌术 +63 拔除术",头孢唑林医嘱执行时间为 9:35,手术切皮时间为 9:48。

临床诊断:上颌骨良性肿瘤。

处方内容:

注射用头孢唑林钠	1g/ 支	1g	术前 0.5~1.0 小时	静脉滴注
氯化钠注射液	100mL:0.9g/ 瓶	100mL	术前 0.5~1.0 小时	静脉滴注

【处方问题】用法、用量不适宜。

【问题分析】《抗菌药物临床应用指导原则(2015 年版)》中指出:静脉输注应在皮肤、黏膜切开前 0.5~1.0 小时内或麻醉开始时给药,在输注完毕后开始手术,保证手术部位暴露时局部组织中抗菌药物已达到足以杀灭手术过程中沾染细菌的药物浓度。该患者在药物静脉输注 13 分钟后切皮开始手术,该处方属于用法、用量不适宜。

【干预建议】头孢唑林静脉输注应在皮肤、黏膜切开前 0.5~1.0 小时内或麻醉开始时给药,在输注完毕后开始手术。

五、联合用药不适宜

案 例 56

【处方描述】

患者信息:男,42 岁。

临床诊断:下颌第三磨牙阻生、牙拔除术。

处方内容:

洛索洛芬钠片	60mg×20 片	60mg	每日 3 次	口服
醋酸地塞米松片	0.75mg×100 片	1.5mg	每日 3 次	口服
罗红霉素胶囊	0.15g×12 粒	0.15g	每日 2 次	口服
头孢拉定胶囊	0.25g×60 粒	0.5g	每日 4 次	口服
替硝唑胶囊	0.5g×8 粒	1g	每日 1 次	口服

【处方问题】联合用药不适宜。

【问题分析】大环内酯类和 β- 内酰胺类存在药理学上的拮抗作用,大环内酯类是快速抑菌药,阻断细菌蛋白质的合成,致使细菌生长代谢处于静止状态;β- 内酰胺类属繁殖期杀菌剂,一般不宜合用。临床上两者合用主要用于治疗怀疑非典型病原菌感染的社区获得性肺炎,或大环内酯类联合第三、第四代头孢治疗严重的革兰氏阴性菌感染,大环内酯类可帮助头孢类药物突破细菌生物被膜。而口腔感染的主要致病菌为厌氧菌和革兰氏阳性球菌,无联用头孢菌素和大环内酯类的指征。

【干预建议】建议停用罗红霉素胶囊。

案 例 57

【病例描述】

病历摘要:女,59 岁,拟行"上颌骨病损切除术 +11—22 根尖切除术",注射用头孢西丁钠皮试(+)。

临床诊断:上颌骨肿物伴感染。

处方内容:

注射用盐酸克林霉素	2mL:0.6g/ 支	0.6g	12 小时 1 次	静脉滴注	4 天
氯化钠注射液	250mL:2.25g/ 瓶	250mL	12 小时 1 次	静脉滴注	4 天
甲硝唑氯化钠注射液	250mL:0.5g/ 瓶	0.5g	8 小时 1 次	静脉滴注	4 天

【处方问题】联合用药不适宜。

【问题分析】克林霉素(林可酰胺类)对革兰氏阳性菌及厌氧菌具有良好的抗菌活性,甲硝唑(硝基咪唑类)对厌氧菌具有高度抗菌活性,两种药物抗菌谱有重叠,该处方为联合用药不适宜。

【干预建议】建议停用甲硝唑,选用克林霉素治疗即可。

案 例 58

【病例描述】

病历摘要:男,65 岁,心脏支架植入术后,长期服用硫酸氢氯吡格雷片,围手术期需使用质子泵抑制剂预防应激性胃黏膜病变。

临床诊断:下颌骨骨折。

处方内容:

奥美拉唑肠溶片	20mg/ 片	20mg	每日 1 次	口服
硫酸氢氯吡格雷片	75mg/ 片	75mg	每日 1 次	口服

【处方问题】联合用药不适宜。

【问题分析】硫酸氢氯吡格雷为前体药物,须在肝药酶 CYP2C19 作用下代谢为活性产物后才能发挥抑制血小板聚集作用,但奥美拉唑为 CYP2C19 强效抑制剂,可抑制该酶活性,导致氯吡格雷活性代谢物水平的降低,故该处方属于联合用药不适宜。

【干预建议】建议围手术期将奥美拉唑更换为对 CYP2C19 酶抑制作用较弱的雷贝拉唑或泮托拉唑。

六、有配伍禁忌或者不良相互作用

案 例 59

【病例描述】

病历摘要:女,71 岁,于全麻下行肿瘤切除术。

临床诊断:右侧下颌骨梭形细胞瘤。

处方内容:

注射用维生素 C	0.5g/ 支	2g	每日 1 次	静脉滴注
肌苷注射液	2mL:0.1g/ 支	0.4g	每日 1 次	静脉滴注
葡萄糖注射液	500mL:25g/ 瓶	500mL	每日 1 次	静脉滴注

【处方问题】有配伍禁忌。

【问题分析】维生素 C 注射液呈酸性,肌苷注射液呈碱性,二者配伍会发生酸碱中和反应,从而导致药效降低,出现增加颗粒大小等情况,两者存在配伍禁忌。

【干预建议】建议修改处方,注射用维生素 C 和肌苷注射液两种药物分瓶注射。

案 例 60

【病例描述】

病历摘要:女,82 岁,于全麻下行脓肿切开引流术,有 2 型糖尿病史。

临床诊断:口底多间隙感染。

处方内容:

注射用头孢曲松钠	1g/ 支	2g	每日 1 次	静脉滴注
氯化钠注射液	100mL:0.9g/ 瓶	100mL	每日 1 次	静脉滴注
乳酸钠林格注射液	500mL/ 瓶	500mL	每日 1 次	续静脉滴注

【处方问题】有配伍禁忌。

【问题分析】乳酸钠林格主要成分含氯化钙,头孢曲松不能加入哈特曼氏及林格氏等含有钙的溶液中使用,与含钙制剂合用有可能导致致死性结局的不良事件。头孢曲松在同一根输液管中与含钙溶液混合时也可能产生头孢曲松 - 钙沉淀物。因此,头孢曲松与含钙的溶液序贯输液时,在两次输液之间必须用相容液体充分冲洗输液管,该处方属于有配伍禁忌。

【干预建议】建议更换其他不含钙的晶体液或在头孢曲松和乳酸钠林格注射液两组输液中间使用生理盐水冲管。

案　例　61

【病例描述】

病历摘要:女,58 岁,肝功能异常,ALT 为 256U/L,AST 为 277U/L。

临床诊断:咬肌间隙感染。

处方内容:

注射用头孢呋辛钠	0.75g/ 支	1.5g	8 小时 1 次	静脉滴注
氯化钠注射液	100mL:0.9g/ 瓶	100mL	8 小时 1 次	静脉滴注
多烯磷脂酰胆碱注射液	5mL:232.5mg/ 支	10mL	每日 1 次	静脉滴注
氯化钠注射液	100mL:0.9g/ 瓶	100mL	每日 1 次	静脉滴注

【处方问题】有配伍禁忌。

【问题分析】多烯磷脂酰胆碱注射液主要成分为天然多烯磷脂酰胆碱,含有大量的不饱和脂肪酸,主要为亚油酸(约占 70%)、亚麻酸和油酸。电解质如氯化钠、氯化钾等可破坏其稳定性。说明书规定该药严禁用电解质(生理盐水、林格液等)稀释,若要配制静脉输液,只能用不含电解质的葡萄糖溶液稀释(5% 或 10% 葡萄糖溶液、5% 木糖醇溶液)。

【干预建议】建议更换多烯磷脂酰胆碱注射液溶媒为 5% 或 10% 葡萄糖注射液、5% 木糖醇溶液。

七、超常处方

案　例　62

【病例描述】

病历摘要:男,24 岁,以"鼻唇畸形"收住院,一般情况良好,拟于全麻下行"唇畸形矫正术"。患者术后无痰液及肺部感染相关症状。

临床诊断:唇裂术后畸形。

处方内容:

盐酸氨溴索注射液　2mL:15mg/ 支　15mg　每日 3 次　静脉注射

【处方问题】无适应证用药。

【问题分析】盐酸氨溴索注射液说明书中的适应证,包括伴有痰液分泌不正常及排痰功能不良的急、慢性肺部疾病;手术后肺部并发症的预防性治疗;早产儿及新生儿的婴儿呼吸窘迫综合征的治疗。本病例中患者行唇畸形矫正术,术后无痰液及肺部相关并发症,该处方属于无适应证用药。

【干预建议】建议根据患者实际症状选择适宜药物。

案 例 63

【处方描述】

患者信息:女,30 岁。

临床诊断:阻生牙、牙拔除术。

处方内容:

注射用还原型谷胱甘肽　0.6g/ 支　0.6g　每日 1 次　静脉滴注　5 天

【处方问题】无适应证用药。

【问题分析】注射用还原型谷胱甘肽用于防治药物、放射治疗、乙醇和有机磷等引起的组织细胞损伤,对各种原因引起的肝脏损伤具有保护作用。该患者诊断为阻生牙,处方中未记载患者既往有肝脏损伤相关疾病,该处方属于无适应证用药。

【干预建议】建议严格按照适应证用药,若患者确实需要使用该药物,则应补充临床诊断。

案 例 64

【处方描述】

患者信息:女,30 岁。

临床诊断:颏部软组织挫裂伤、高脂血症。

处方内容:

破伤风人免疫球蛋白　　250IU×1 瓶　　250IU　即刻　　　　肌内注射
蜜炼川贝枇杷膏　　　　150mL×1 瓶　　10mL　每日 3 次　口服

【处方问题】无适应证用药。

【问题分析】蜜炼川贝枇杷膏具有润肺化痰、止咳平喘,护喉利咽,生津补气、调心降火功效,适用于伤风咳嗽、痰稠、痰多气喘、咽喉干痒及声音沙哑。该患者诊断为颏部软组织挫裂伤、高脂血症,无使用蜜炼川贝枇杷膏的指征。该处方属于无适应证用药。

【干预建议】建议严格按照适应证用药,若患者确实需要使用该药物,则应补充临床诊断。

案　例　65

【处方描述】

患者信息：男，43 岁。

临床诊断：38 阻生、牙拔除术。

处方内容：

硝酸甘油片　0.5mg×36 片　0.5mg　立即　含服

【处方问题】无适应证用药。

【问题分析】硝酸甘油片用于冠心病、心绞痛的治疗及预防，也可用于降低血压或治疗充血性心力衰竭，该患者诊断为 38 阻生，无心血管疾病诊断，该处方属于无适应证用药。

【干预建议】若确有硝酸甘油片的使用指征，建议完善临床诊断。

案　例　66

【处方描述】

患者信息：女，22 岁。

临床诊断：38 阻生、牙拔除术。

处方内容：

氯雷他定片　10mg×6 片　10mg　每日 1 次　口服

【处方问题】无适应证用药。

【问题分析】氯雷他定片用于缓解过敏性鼻炎有关的症状，也可用于缓解慢性荨麻疹、瘙痒性皮肤病及其他过敏性皮肤病的症状和体征。该患者诊断为 38 阻生，处方开具氯雷他定片属于无适应证用药。

【干预建议】建议停用氯雷他定片，若患者确有相关适应证，应补充临床诊断。

案　例　67

【处方描述】

患者信息：女，33 岁。

临床诊断：手术后拆除缝线。

处方内容：

卡马西平片　0.1g×100 片　0.1g　每日 3 次　口服

【处方问题】无适应证用药。

【问题分析】卡马西平是一种抗惊厥药和特异性三叉神经痛镇痛药,主要用于治疗三叉神经痛、癫痫等神经系统疾病,不适用于口腔术后止痛,该处方属于无适应证用药。

【干预建议】建议若患者拆线处疼痛,可将卡马西平更换为非甾体抗炎药或对乙酰氨基酚,如患者合并有三叉神经痛建议补充临床诊断。

案 例 68

【处方描述】

患者信息:男,30 岁。

临床诊断:48 阻生、牙拔除术。

处方内容:

头孢呋辛酯片	0.25g×8 片	0.25g	每日 2 次	口服
阿莫西林胶囊	0.5×20 粒	0.5g	每日 2 次	口服

【处方问题】无正当理由为同一患者同时开具两种以上药理作用相同的药物。

【问题分析】患者 48 阻生,行牙拔除术,根据《抗菌药物临床应用指导原则(2015 年版)》头颈部手术(经口咽部黏膜)为Ⅱ类切口。手术部位主要感染病原菌为金黄色葡萄球菌、链球菌,阿莫西林与头孢呋辛均可覆盖上述菌群。该处方属于无正当理由为同一患者同时开具两种以上药理作用相同的药物。

【干预建议】建议开具阿莫西林胶囊即可。

案 例 69

【处方描述】

患者信息:女,68 岁,高血压 4 年,口腔恶性肿瘤史。

临床诊断:高血压 3 级。

处方内容:

非洛地平缓释片	5mg×10 片	5mg	每日 1 次	口服
硝苯地平控释片	30mg×7 片	30mg	每日 1 次	口服
甲钴胺片	0.5mg×20 片	0.5mg	每日 3 次	口服

【处方问题】无正当理由为同一患者同时开具两种以上药理作用相同的药物。

【问题分析】非洛地平和硝苯地平均为二氢吡啶类钙通道阻滞剂,两者药理作用相同,该处方属于无正当理由开具两种药理作用相同的药物。

【干预建议】建议选择非洛地平与硝苯地平其中一种即可,若降压效果不佳,可考虑与作用机制不同的药物联用。

八、合并问题

案 例 70

【病例描述】

病历摘要：男,65 岁,全麻下行左侧颊部肿物扩大切除术。

临床诊断：左侧颊部高分化鳞状细胞癌。

处方内容：

注射用头孢曲松钠	0.5g/ 支	2g	每日 1 次	静脉滴注	5 天
氯化钠注射液	100mL：0.9g/ 瓶	100mL	每日 1 次	静脉滴注	5 天
甲硝唑氯化钠注射液	250mL：0.5g/ 瓶	0.5g	每 8 小时 1 次	静脉滴注	5 天

【处方问题】适应证不适宜,用法、用量不适宜。

【问题分析】①根据《抗菌药物临床应用指导原则(2015 年版)》头颈部手术(经口咽部黏膜)为Ⅱ类切口。手术部位主要感染病原菌为金黄色葡萄球菌、链球菌、口咽部厌氧菌(如消化链球菌),预防性使用抗菌药物推荐第一、第二代头孢菌素 ± 甲硝唑,或克林霉素 + 庆大霉素,注射用头孢曲松钠为第三代头孢菌素,该处方属于适应证不适宜。②《抗菌药物临床应用指导原则(2015 年版)》中指出：清洁 - 污染手术和污染手术的预防用药时间亦为 24 小时,污染手术必要时延长至 48 小时。过度延长用药时间并不能进一步提高预防效果,且预防用药时间超过 48 小时,耐药菌感染机会增加。该病例中预防性使用抗菌药物 5 天,疗程过长,属于用法、用量不适宜。

【干预建议】建议更换为第一、第二代头孢菌素,如头孢唑林或头孢呋辛,同时严格控制用药疗程。

(林 瑶)

第二篇

参考文献

1. 国家卫生计生委办公厅, 国家中医药管理局办公室, 解放军总后勤部卫生部药品器材局 . 抗菌药物临床应用指导原则 (2015 年版)：国卫办医发〔2015〕43 号 .(2015-07-24)[2022-07-10]. https://www. gov. cn/xinwen/2015-08/27/content_2920799. htm.

2. 中华医学会外科学分会, 中华医学会麻醉学分会 . 中国加速康复外科临床实践指南 (2021 版). 中国实用外科杂志, 2021, 41 (9): 961-992.

3. 中华人民共和国国家卫生健康委员会 . 质子泵抑制剂临床应用指导原则 (2020 年版)：国卫办医函〔2020〕973 号 .(2020-12-03)[2022-09-13]. http://www. nhc. gov. cn/yzygj/s7659/202012/9aac2b191c84 4082aac2df73b820948f. shtml.

4. GAN T J, BELANI K G, BERGESE S, et al. Fourth consensus guidelines for the management of postoperative nausea and vomiting. Anesth Analg, 2020, 131 (2): 411-448.

5. 中华医学会外科学分会.外科病人围手术期液体治疗专家共识 (2015).中国实用外科杂志, 2015, 35 (9): 960-966.

6. 王成硕, 程雷, 刘争, 等.耳鼻咽喉头颈外科围术期气道管理专家共识.中国耳鼻咽喉头颈外科, 2019, 26 (9): 463-471.

7. 牛芳桥, 孙沫逸, 肖海鹏, 等.口腔颌面外科围手术期血糖管理专家共识.实用口腔医学杂志, 2022, 38 (1): 5-12.

8. 中国医师协会内分泌代谢科医师分会, 中国住院患者血糖管理专家组.中国住院患者血糖管理专家共识.中华内分泌代谢杂志, 2017, 33 (1): 1-10.

9. 中华医学会糖尿病学分会.中国 2 型糖尿病防治指南 (2020 年版).中华糖尿病杂志, 2021, 13 (4): 315-409.

10. 孙沫逸, 郭伟, 冉炜, 等.口腔颌面外科围手术期静脉血栓栓塞症评估与预防专家共识.实用口腔医学杂志, 2021, 37 (3): 293-302.

第六章 颞下颌关节紊乱病

第一节

颞下颌关节紊乱病概述

颞下颌关节是全身唯一的左右联动关节,是人体复杂的关节之一。由颞骨的关节面、下颌骨的髁突、两者之间的关节盘、关节四周的关节囊和关节韧带组成。颞下颌关节疾病指累及颞下颌关节和/或咀嚼肌系统,引起关节酸胀疼痛、弹响及张口受限等一组疾病的总称。其中,最常见的是颞下颌关节紊乱病(temporomandibular disorders,TMD)。

颞下颌关节紊乱病不是单一的病种,而是一类病因未完全清楚,又有共同发病因素和临床主要症状的一组疾病的总称。一般可分为咀嚼肌紊乱疾病、结构紊乱疾病、关节炎性疾病、骨关节病等类型。颞下颌关节紊乱病的主要临床症状,包括关节局部酸胀或疼痛、颞下颌关节杂音、下颌运动异常、头痛等。颞下颌关节紊乱病也是颌面部非牙源性疼痛的主要原因之一。

颞下颌关节紊乱病的发病原因目前尚未完全阐明,一般认为与以下因素有关。

1. 精神心理因素 颞下颌关节紊乱病患者常有情绪焦急、易怒、精神紧张、容易激动,以及失眠等精神症状。这可能与工作紧张、学习和生活压力、家庭因素有关。

2. 咬合因素 咬合关系紊乱,例如𬌗干扰、牙尖早接触、严重的锁𬌗、深覆𬌗、多数后牙缺失,以及牙磨耗过度引起的垂直距离过低等。

3. 免疫因素 有些学说认为该病属于自身免疫性疾病。

4. 关节负荷过重 单侧咀嚼、磨牙症、紧咬牙关、经常吃硬物、长时间嗑瓜子、嚼口香糖等都可以使关节负荷增加。

5. 关节解剖因素 颞下颌关节随着人类的进化而更为灵巧,以适应更为复杂的语言和面部表情等下颌运动,使得关节、肌肉、韧带明显变弱,关节的承重能力降低。

6. 其他因素 包括关节区受寒冷刺激、长期的不良姿势等。

可以看出颞下颌关节紊乱病的病因十分复杂,治疗方式往往根据不同的病因学说及患者的临床症状也会有差异。目前临床常用的治疗方法,包括可逆性治疗、咬合治疗及手术治疗三大类。由于临床难以作出明确的病因学诊断,因此一般会从可逆性对症治疗开始。药物治疗是颞下颌关节紊乱病可逆性对症治疗中非常重要的一环,是缓解症状尤其是疼痛及精神症状,以及恢复口颌系统功能的重要手段。

第二节

颞下颌关节紊乱病用药原则及特点

药物治疗以对症治疗为主,可以与其他疗法联合应用。由于患者个体差异大,因此除常用的非处方药外,还需要医师结合患者个体情况制订更适合的药物治疗方案。

目前用于颞下颌关节紊乱病治疗的药物,主要包括镇痛药、抗抑郁药及抗焦虑药、糖皮质激素、软骨保护剂、关节润滑剂、肌松药等。

一、镇痛药

疼痛是颞下颌关节紊乱病患者最明显的症状,及时缓解疼痛不仅有助于恢复口颌系统的正常,还能稳定患者情绪。针对颞下颌关节紊乱病自身疼痛(非手术治疗疼痛)的用药,应首选解热镇痛抗炎药,又称非甾体抗炎药(non-steroidal anti-inflammatory drugs,NSAIDs),该类药物主要适用于轻至中度疼痛,尤其适用于炎症导致的疼痛,如颞下颌关节紊乱病中的骨关节炎性疼痛。非甾体抗炎药种类众多,在药物选择时应当根据患者情况,首选患者耐受性更好的品种。如遇到患者出现顽固性疼痛,为提高镇痛效果,也可以使用弱阿片类药物,如可待因、曲马多等,或将其与非甾体抗炎药联合使用;由于该类药物具有成瘾性,不建议长期使用。

二、疼痛辅助治疗药物

疼痛的辅助治疗药物包括抗抑郁药、抗焦虑药及镇静催眠药。

(一)抗抑郁药

抗抑郁药作为疼痛辅助性用药,用于颞下颌关节紊乱病患者疼痛相关的抑郁症、神经病理性疼痛、恐慌症等,从而最大限度地缓解、控制疼痛,以较轻的不良反应,获得较好的生理和心理功能,提升患者生活质量。其中较常用于颞下颌关节紊乱病的是三环类的抗抑郁药物,这类药物可以作用于中枢神经,降低机体对疼痛的敏感性和反应性,睡前服用低剂量的三环类抗抑郁药可用来辅助治疗各种慢性疼痛。阿米替林是目前首选用于颞下颌关节紊乱病慢性疼痛治疗的三环类抗抑郁药,成人一般起始用量为10mg,之后可根据患者疼痛情况进行剂量追加,在符合药物规定用量的前提下,直至有效止痛。

(二)抗焦虑药及镇静催眠药

该类药物主要用来减轻患者紧张及焦虑状态,帮助改善患者睡眠质量。临床常用药物为苯二氮䓬类药物,如地西泮、奥沙西泮等,长期服用会导致药物依赖和抑郁症等其他疾病。

三、其他药物

(一)糖皮质激素

对于急性且疼痛严重的颞下颌关节炎症性疾病,可小剂量、短疗程地应用糖皮质激素。该药也可用于颞下颌关节的术后疼痛。使用时可与解热镇痛抗炎药合用,按照糖皮质激素的使用原则减量与停药。在临床实际应用过程中,糖皮质激素类药物可以采用口服给药、关节腔局部注射给药的方式,还可以通过超声波或直流电导入在关节局部给药。关节腔局部注射给药可减少全身不良反应发生率,但需要注意:①药物配伍不推荐使用除生理盐水、局部麻醉药以外的其他药物,临床常用配伍为 1% 利多卡因或 0.15% 罗哌卡因 + 复方倍他米松 0.5~1.0mL 或曲安奈德 10~40mg(因个体差异及关节不同剂量可增减),总注射容量为0.5~10.0mL;②关节腔内糖皮质激素注射治疗 3 个月 1 次,最长可连续 2 年。

(二)软骨保护剂

此类药物具有抗炎、止痛、降低基质金属蛋白酶和胶原酶活性、保护关节软骨、延缓骨关节炎症发展的作用。颞下颌关节紊乱病治疗中较为常用的包括氨基葡萄糖和硫酸软骨素。一般氨基葡萄糖疗程至少为 6 周,间隔 2 个月后可重复用药。目前,这两种药物的疗效均没有高质量临床研究验证,相关指南、专家共识也未推荐,仅作为缓解症状的辅助治疗药物。

(三)透明质酸钠

透明质酸钠(玻璃酸钠)已在众多骨关节疾病临床研究中,被证实可以增加滑液的黏度,以及关节软骨的抗压强度。对于颞下颌关节骨关节炎及不可复性关节盘前移位患者,可以采用向关节腔内注射透明质酸钠的方法治疗,一般注射剂量为单侧 1mL,每周1 次,连续 5 周为一个疗程。需要慎重用药的患者,包括有药物过敏史、肝功能障碍或有相关既往史、给药部位有皮肤病或感染者。妊娠期的妇女在判断有益性大于危险性的情况下可酌情用药,但哺乳期妇女在用药期间应避免哺乳。老年患者行注射治疗时应多加注意。

由于目前明确可以用于缓解颞下颌关节紊乱病症状的有效药物种类并不多且缺少指南、标准,因此需要大量高水平临床研究结果来规范颞下颌关节紊乱病的药物治疗。医师在应用弱阿片类镇痛药、糖皮质激素及抗焦虑药物时,建议与药师共同制订用药方案。

第三节

颞下颌关节紊乱病常见问题处方及解析

一、适应证不适宜

案 例 1

【处方描述】

患者信息:男,57 岁。

临床诊断:颞下颌关节紊乱病。

处方内容:

卡马西平片	0.1g×30 片	0.1g	每日 3 次	口服
塞来昔布胶囊	0.2g×12 粒	0.2g	每日 2 次	口服

【处方问题】适应证不适宜。

【问题分析】卡马西平虽有镇痛作用,但适用范围为三叉神经痛和舌咽神经痛的发作,亦用作三叉神经痛缓解后的长期预防用药,也可以用于多发性硬化、糖尿病性周围神经痛、患肢痛和外伤后神经痛,以及疱疹后神经痛。目前没有循证医学证据证明其对颞下颌关节紊乱病相关疼痛有效,因此本处方属于适应证不适宜。

【干预建议】建议停用卡马西平片,如患者确有三叉神经痛或其他相关疾病、症状,应完善临床诊断。

案 例 2

【处方描述】

患儿信息:男,10 岁,营养情况不佳。

临床诊断:复发性腮腺炎。

处方内容:

胸腺肽肠溶片　　　0.015g×48 片　0.015g　每次 3 次　　口服

【处方问题】适应证不适宜。

【问题分析】复发性腮腺炎在急性发作期的治疗原则应按照一般炎症处理。慢性期治疗原则为按摩腺体,促进导管分泌通畅,保持口腔卫生,同时通过提高免疫力,防止感染,减少发作次数。患儿为 10 岁男童,应该以调节饮食、锻炼身体、注意休息为主要原则,调节自身免疫力。胸腺肽肠溶片说明书提到可用于细胞免疫功能低下的疾病,但免疫增强药并不能作为日常提高儿童免疫力的常规用药。本处方属于适应证不适宜。

【干预建议】建议停用胸腺肽肠溶片,如有相关实验室检查确定患儿有免疫功能低下的情况,应补充临床诊断。

二、遴选药品不适宜

案 例 3

【处方描述】

患儿信息:男,14 岁。

临床诊断:颞下颌关节紊乱病。

处方内容:

盐酸利多卡因注射液	5mL:0.1g×1 支	5mL	即刻	关节腔内注射
玻璃酸钠注射液	2.5mL:25mg×1 支	2.5mL	即刻	关节腔内注射
双氯芬酸钠缓释片	75mg×10 片	75mg	每日 1 次	口服

【处方问题】遴选药品不适宜。

【问题分析】根据双氯芬酸钠缓释片的说明书,由于双氯芬酸钠缓释片本身剂量较大,儿童及青少年不宜使用,该患儿 14 岁,因此本处方属于遴选药品不适宜。

【干预建议】建议将双氯芬酸钠缓释片更换为其他适合儿童使用的镇痛药物,如布洛芬。

案 例 4

【处方描述】

患者信息:男,28 岁,有胃溃疡病史。

临床诊断:左侧颞下颌关节脱位。

处方内容：

布洛芬缓释胶囊	0.3g×20 粒	0.3g	每日 2 次	口服
曲安奈德注射液	1mL：40mg×1 支	40mg	即刻	关节腔内注射
盐酸利多卡因注射液	5mL：0.1g×1 支	5mL	即刻	关节腔内注射

【处方问题】遴选药品不适宜。

【问题分析】根据布洛芬缓释胶囊说明书，有活动性或既往有消化性溃疡史、胃肠道出血或穿孔的患者禁用。该患者有胃溃疡病史，属于布洛芬缓释胶囊的禁忌证，因此本处方为遴选药品不适宜。

【干预建议】建议将布洛芬缓释胶囊更换为其他适合有胃溃疡病史的解热镇痛抗炎药，如选择性 COX-2 抑制剂塞来昔布。

案 例 5

【处方描述】

患者信息：女，26 岁，有磺胺类药物过敏史。

临床诊断：颞下颌关节紊乱病。

处方内容：

塞来昔布胶囊	0.2g×20 粒	0.2g	每日 1 次	口服

【处方问题】遴选药品不适宜。

【问题分析】根据塞来昔布胶囊说明书，该药不可用于已知对磺胺过敏者，而患者有磺胺类药物过敏史，本处方属于遴选药品不适宜。

【干预建议】建议将塞来昔布胶囊更换为其他非选择性解热镇痛抗炎药，如布洛芬等。

三、药品剂型或给药途径不适宜

案 例 6

【处方描述】

患者信息：男，21 岁。

临床诊断：颞下颌关节紊乱病。

处方内容：

盐酸利多卡因注射液	5mL：0.1g×1 支	5mL	即刻	静脉注射
玻璃酸钠注射液	2.5mL：25mg×1 支	2.5mL	即刻	局部封闭

【处方问题】给药途径不适宜。

【问题分析】局部封闭是一种临床治疗方式,而非药物给药途径。根据玻璃酸钠注射液说明书,规范要求的给药方式为关节腔内注射。盐酸利多卡因注射液应与玻璃酸钠相同,为关节腔内注射,而静脉注射一般用于抗心律失常的治疗。本处方属于给药途径不适宜。

【干预建议】建议将盐酸利多卡因注射液及玻璃酸钠注射液的给药途径改为关节腔内注射。

案 例 7

【处方描述】

患者信息:女,19 岁。

临床诊断:双侧颞下颌关节紊乱病。

处方内容:

盐酸利多卡因注射液	5mL:0.1g×1 支	5mL	即刻	关节腔内注射
玻璃酸钠注射液	2.5mL:25mg×1 支	2.5mL	即刻	关节腔内注射
氯化钠注射液	10mL:0.09g×1 支	2mL	即刻	静脉注射

【处方问题】给药途径不适宜。

【问题分析】在该患者双侧颞下颌关节紊乱病的治疗中,氯化钠注射液的用法是取适量进行关节腔局部的灌注冲洗,然后再进行玻璃酸钠及利多卡因的关节腔内注射,不是进行静脉注射。本处方为给药途径不适宜。

【干预建议】建议将氯化钠注射液的给药途径改为冲洗。

四、用法、用量不适宜

案 例 8

【处方描述】

患者信息:女,58 岁。

临床诊断:左侧关节囊撕脱。

处方内容:

肿痛安胶囊	0.28g×72 粒	0.28g	每日 1 次	口服

【处方问题】用法、用量不适宜。

【问题分析】肿痛安胶囊为中成药止痛剂,说明书中未对药代动力学有详细的说明,但说明书用法用量为一次 2 粒(0.56g),每日 3 次。该处方给药剂量及给药频次均明显低于说明书用量,很有可能达不到预期止痛效果。本处方属于用法、用量不适宜。

【干预建议】建议将用法、用量改成一次 0.56g,每日 3 次。

案 例 9

【病例描述】

病历摘要:女,53 岁。患者自述约 3 个月前右侧颞下颌关节咬物疼痛,张口受限,来院就诊,建议手术治疗,门诊以"右侧颞下颌关节骨关节病"为诊断收入院,患者自入院以来精神状态可,饮食、睡眠、二便如常,9 月 24 日上午 7:30 手术。

临床诊断:双侧颞下颌骨关节病。

处方内容:

注射用头孢唑林钠	0.5g/ 支	1g	每日 2 次	静脉滴注	术前 30 分钟
氯化钠注射液	250mL:0.9%/ 瓶	250mL	每日 2 次	静脉滴注	共 3 天
维生素 C 注射液	20mL:2.5g/ 瓶	20mg	每日 1 次	静脉滴注	
复方氯化钠注射液	500mL/ 瓶	500mL	每日 1 次	静脉滴注	
地塞米松磷酸钠注射液	1mL:5mg/ 支	5mg	每日 1 次	静脉滴注	
葡萄糖注射液	500mL:12.5g/ 瓶	500mg	每日 1 次	静脉滴注	

【处方问题】用法、用量不适宜:预防应用抗菌药物时间大于 24 小时。

【问题分析】根据《抗菌药物临床应用指导原则(2015 年版)》,Ⅰ、Ⅱ类切口预防应用抗菌药时间不超过 24 小时,心脏手术、免疫力低可适当延长至 48 小时。该患者无特殊情况,而注射用头孢唑林钠用至术后 48 小时,为预防应用抗菌药物时间大于 24 小时。

【干预建议】建议头孢唑林钠用至术后 24 小时以内。

案 例 10

【处方描述】

患者信息:女,27 岁。

临床诊断:颞下颌关节紊乱病。

处方内容:

盐酸氨基葡萄糖胶囊　　　0.75g×42 粒　0.75g　每日 2 次　口服

| 布洛芬缓释胶囊 | 0.4g×24 粒 | 0.4g | 每日 2 次 | 口服 |

【处方问题】用量不适宜。

【问题分析】根据盐酸氨基葡萄糖胶囊的药品说明书,同时服用非甾体抗炎药的患者可能需要降低本品的服用剂量,或降低非甾体抗炎药的服用剂量。两种药物相互作用程度分为中级,氨基葡萄糖与布洛芬合用,可使布洛芬血药浓度增高,抗炎作用增强,联用时可降低布洛芬的剂量。本处方属于用量不适宜。

【干预建议】建议根据患者疼痛程度降低布洛芬缓释胶囊的剂量,或者选用其他镇痛药物。

五、重复用药

案 例 11

【处方描述】

患者信息:男,20 岁。

临床诊断:颞下颌关节紊乱病。

处方内容:

| 氯唑氨酚分散片 | 0.15g:0.125g×42 片 | 0.55g | 每日 3 次 | 口服 |
| 酚咖片 | 500mg:65mg×10 片 | 1 片 | 6 小时 1 片 | 口服 |

【处方问题】重复用药。

【问题分析】本处方中氯唑氨酚分散片与酚咖片中均含有对乙酰氨基酚。对乙酰氨基酚服用超量可能引起急性肝损伤,每日用量不宜超过 2g。氯唑氨酚分散片 1 片含对乙酰氨基酚 150mg,酚咖片 1 片含对乙酰氨基酚 500mg。按照该处方剂量,每日对乙酰氨基酚服用量超过日最大剂量。本处方属于重复用药。

【干预建议】建议停用酚咖片,如疼痛不能控制可短期联合非甾体抗炎药,如尼美舒利。

六、超常处方

案 例 12

【处方描述】

患者信息:女,38 岁。

临床诊断：颞下颌关节紊乱病。

处方内容：

布洛芬缓释胶囊　　0.3g×20粒　0.3g　每日2次　口服

塞来昔布胶囊　　　0.2g×20粒　0.2g　每日2次　口服

【处方问题】无正当理由为同一患者开具两种以上药理作用相同的药物。

【问题分析】在本处方中，布洛芬与塞来昔布均为解热镇痛抗炎药。根据患者诊断无正当理由为同一患者同时开具两种以上药理作用相同药物，因此本处方属于超常处方。

【干预建议】建议按照患者身体情况停用两种药物的其中一种，如疼痛不能控制可短期联合弱阿片类镇痛药物。

案　例　13

【病例描述】

病历摘要：患者，女，23岁，体重49kg。患者8岁时颏部外伤，后张口困难，来院求治。门诊拟以"右侧关节强直"收入院，入院时一般情况可，生命体征平稳，饮食、睡眠、大小便无异常。

临床诊断：双侧关节强直。

处方内容：

0.9% 氯化钠注射液	10mL：90mg	20mL	每日1次	雾化吸入
注射用糜蛋白酶	4 000IU：2mL	8万IU	每日1次	雾化吸入
地塞米松注射液	1mL：5mg	10mg	每日1次	雾化吸入
庆大霉素注射液	1mL：4万IU	8万IU	每日1次	雾化吸入

【处方问题】无正当理由超说明书用药。

【问题分析】注射用糜蛋白酶、地塞米松注射液、庆大霉素超适应证用药、超给药途径用药。《儿童常见呼吸道疾病雾化吸入治疗专家共识》指出，由于雾化吸入的地塞米松与气道黏膜组织结合较少，肺内沉积率低，在气道内滞留时间短，因此，地塞米松较难通过吸入发挥局部抗炎作用，并不常规推荐用于喘息性疾病。糜蛋白酶需要超声雾化使用，目前已有临床应用报道，但有效性尚须进一步证实。无证据表明庆大霉素用于雾化有效。因此不建议以上三种药物雾化吸入。同时，对该患者来说，没有使用处方相关药物的适应证。

【干预建议】建议停用处方中药物，如患者有相关适应证应补充诊断，同时更换雾化专用吸入制剂。

案　例　14

【处方描述】

患者信息:女,54岁。

临床诊断:颞下颌关节紊乱病。

处方内容:

阿托伐他汀钙片	20mg×28 片	20mg	每日 1 次	口服
叶酸片	5mg×100 片	5mg	每日 3 次	口服
琥珀酸亚铁片	0.1g×100 片	0.1g	每日 3 次	口服
布洛芬缓释胶囊	0.3g×20 粒	0.3g	每日 2 次	口服

【处方问题】无适应证用药。

【问题分析】药品阿托伐他汀钙为降血脂药,叶酸可用于各种原因引起的叶酸缺乏及叶酸缺乏所致的巨幼红细胞贫血,琥珀酸亚铁用于缺铁性贫血的预防和治疗。以上三种药品的适应证均无颞下颌关节紊乱病及相关症状,且颞下颌关节紊乱病的病因与三种药品的药理作用也无相关性,因此本处方属于无适应证用药。

【干预建议】建议停用处方中的三种药品,患者如确有高脂血症及缺铁性贫血,应完善临床诊断。

案　例　15

【处方描述】

患者信息:男,24岁。

临床诊断:颞下颌关节紊乱病。

处方内容:

布洛芬缓释胶囊	0.3g×20 粒	0.3g	每日 2 次	口服
复方氯己定含漱液	200mL×2 瓶	15mL	每日 2 次	含漱
罗红霉素胶囊	150mg×24 粒	150mg	每日 2 次	口服
奥硝唑胶囊	0.25g×24 粒	0.5g	每日 2 次	口服

【处方问题】无适应证用药。

【问题分析】复方氯己定含漱液为口腔局部抗菌药,罗红霉素胶囊与奥硝唑胶囊为全身用抗菌药,使用前应明确患者是否有抗菌药物应用指征。以上三种药品适应证均无颞下颌关节紊乱病,且颞下颌关节紊乱病的病因与三种药品的药理作用也无相关性,因此本处方属于无适应证用药。

【干预建议】建议停用处方中的复方氯己定含漱液、罗红霉素胶囊、奥硝唑胶囊三种药品,患者如确有抗菌药物使用指征,应完善临床诊断。

案 例 16

【处方描述】

患者信息:女,47岁。

临床诊断:颞下颌关节紊乱病。

处方内容:

头孢呋辛酯片	0.25g×12片	0.5g	每次2次	口服

【处方问题】适应证不适宜。

【问题分析】颞下颌关节紊乱病非细菌感染性疾病,且该患者的后续治疗中也无有创操作,没有抗菌药物的应用指征。本处方属于适应证不适宜。

【干预建议】建议停用头孢呋辛酯片,如患者确有感染性疾病,应完善临床诊断。

七、合并问题

案 例 17

【病例描述】

病历摘要:患儿,女,14岁,体重59kg。7个月前左侧舌下区反复肿胀1个月余,无特殊不适,口服抗生素(具体不详)肿物减退,有青霉素过敏史。后左侧舌下区再次肿胀,无明显疼痛,肿瘤科以"左侧舌下腺囊肿"为诊断收治入院,行"左侧舌下腺及囊肿摘除术",术后1个月开始肿胀不适,无特殊治疗,本院以"左侧下颌下腺炎"收治入院。

临床诊断:左侧下颌下腺炎。

处方内容:

甲磺酸左氧氟沙星注射液	100mL:0.25g/瓶	100mL	术前30分钟	静脉滴注
盐酸克林霉素注射液	8mL:0.6g/支	1.2g	每日1次	静脉滴注
奥硝唑氯化钠注射液	100mL:0.25g/瓶	0.5g	每日1次	静脉滴注

【处方问题】遴选药品不适宜、联合用药不适宜。

【问题分析】①喹诺酮类药物对关节软骨有关节毒性,18岁以下儿童禁用。该患儿14岁,不应使用甲磺酸左氧氟沙星注射液,属于遴选药品不适宜。②术后该患儿更换为克林霉素联用奥硝唑,由于克林霉素对链球菌、葡萄球菌及厌氧菌均有良好的作用,因此无须再联合使用奥硝唑氯化钠。本处方为遴选药品不适宜、联合用药不适宜。

【干预建议】建议停用甲磺酸左氧氟沙星注射液和奥硝唑氯化钠注射液,单独使用盐酸克林霉素注射液即可。

案 例 18

【处方描述】

患儿信息:男,13岁。

临床诊断:单侧颞下颌关节紊乱病待查。

处方内容:

氟比洛芬凝胶贴膏	40mg×6贴	40mg	每日2次	外用

【处方问题】遴选药品不适宜,用法、用量不适宜。

【问题分析】①氟比洛芬凝胶贴膏说明书中描述该药品安全性和有效性在儿童中尚未建立,儿童不宜使用。该患儿13岁,因此属于遴选药品不适宜。②贴膏面积为13.6cm×10.0cm,对于单侧颞下颌关节病变部位单次使用面积过大,应进行剂量调整,因此属于用法、用量不适宜。

【干预建议】建议患儿确诊后,将氟比洛芬凝胶贴膏更换为适合儿童的其他镇痛药物,如布洛芬制剂,并严格按照说明书确定用法用量。

(成黎霏)

| 参考文献

1. 王美青.殆学.4版.北京:人民卫生出版社,2020.
2. 糖皮质激素在疼痛微创介入治疗中的应用:中国专家共识.中国疼痛医学杂志,2017,23(6):401-404.
3. 中华医学会骨科学分会关节外科学组.中国骨关节炎疼痛管理临床实践指南(2020年版).中华骨科杂志,2020,40(8):469-476.

第
二
篇

第七章　口腔急诊疾病

第一节

口腔急诊疾病概述

口腔急诊疾病是指发生在口腔诊疗过程中的各种急重症,涵盖病种包括口腔急症和口腔伴发急症两大类。

1. 口腔急症　是指口腔疾病在短时间内迅速发生和发展,需要即刻进行治疗,具体包括两类疾病:①一般口腔急症,即罹患疾病不直接危及患者生命,但处理不当会造成潜在危害,如急性牙髓炎、急性根尖周炎、牙外伤、关节脱位等。该类疾病常见,且绝大多数口腔临床医师能正确处理。②口腔重症急症,该类疾病处理不及时会危及患者生命,如拔牙后出血和牙龈出血引起失血性休克,颌面部间隙感染导致窒息和菌血症等。该类疾病由于病情危急,多转诊至口腔颌面外科处理,以免贻误病情。

2. 口腔伴发急症　是指在口腔疾病诊治过程中突发的与口腔治疗直接相关的紧急情况,或机体因其他不良刺激或意外原因而产生的异常反应或意外事故,如不及时处理会危及患者生命。常见的口腔伴发急症有局部麻醉药过敏、晕厥、过度换气、直立性低血压、癫痫、低血糖和过敏等。该类疾病已超出口腔疾病的范畴,属于全身性或临床专科疾病,但由于病情危重,必须第一时间正确处理。

口腔急诊是口腔临床工作的重要组成部分,具有患者量大、病情急迫和病种复杂等特点。口腔急诊常见疾病有口腔颌面部损伤、牙体牙髓急症、牙周急症、阻生第三磨牙引起的疼痛或炎症反应,以及口腔出血、间隙感染、乳牙滞留、干槽症、血疱等。

第二节

口腔急诊常见疾病及药物治疗

一、口腔急诊常见疾病

（一）口腔颌面部损伤

口腔颌面部损伤包括口腔颌面部软组织挫裂伤、擦伤、牙外伤及骨折，多由工伤、运动损伤、交通事故和生活中的意外伤害所致。在诊治口腔颌面部损伤时，要注意可能伴发的其他部位损伤和危及生命的并发症。对患者进行全面检查，并迅速做出伤情判断，根据轻重缓急，决定救治的先后步骤，优先处理危及患者生命的部位伤。

对于口腔颌面部损伤的患者，只要全身情况允许，或经过急救后全身情况好转，条件具备，就应对局部创口行清创术，以预防创口感染和促进组织愈合。一般原则是伤后越早进行越好，总的原则是 6~8 小时内进行。口腔颌面部创口由于血液循环丰富、组织抗感染能力强，可不拘泥于这个时间，超出这个时间的创口仍可以做清创处理和早期缝合处理。

较复杂的外伤缝合术后需要应用广谱抗菌药物预防和控制感染。如伤口较大、污染严重、治疗操作时间长，应在术前、术中、术后分别用一定量的抗菌药物预防感染。可能存在污染的伤口术后应根据患者的免疫接种情况，考虑是否给予破伤风免疫治疗。动物咬伤者还应注射狂犬病疫苗。

（二）牙体牙髓急症

牙体牙髓病急症主要包括急性牙髓炎和急性根尖周炎。

1. 急性牙髓炎　是一种较为严重的牙髓炎症性病变。细菌感染是引起急性牙髓炎的主要原因。牙外伤、金属修复体、充填材料、高温等理化刺激，以及进入牙髓组织的抗原物质等，都可以引发急性牙髓炎。急性牙髓炎患牙可有自发性、阵发性疼痛，疼痛往往夜间发作，夜间疼痛较白天剧烈，温度刺激可加剧疼痛，且疼痛不能定位至具体患牙。急性牙髓炎摘除牙髓后疼痛即可缓解，因此，首选根管治疗，并于根管治疗后进行冠部修复。

2. 急性根尖周炎　是从根尖周牙周膜出现浆液性炎症到根尖周组织形成化脓性炎症的一系列反应过程，可由细菌感染、治疗时损伤或创伤引起。主要症状为患牙疼痛，并随炎症的发展逐渐加重至剧痛。患牙有浮起感，轻叩或咀嚼可导致患牙剧痛，疼痛为自发性持续性跳痛，定位准确。急性根尖周炎必须及时开放髓腔引流，根尖周骨膜下或黏膜下形成脓肿时须切开引流,消除急性炎症,解除疼痛症状。可保留的患牙在急性症状控制后做根管治疗,不可保留的患牙在急性症状控制后予以拔除。

(三)牙周急症

牙周急症常见为牙周脓肿。

牙周脓肿可以发生于任何一型牙周炎患者。它是位于牙周袋壁或深部牙周组织中的局限性化脓性炎症,可引起周围胶原纤维和骨质的破坏。一般为急性过程,也可有慢性牙周脓肿。急性牙周脓肿的治疗原则是止痛、防止感染扩散,以及引流脓液。在脓肿初期脓液尚未形成前,可清除大块牙石,冲洗牙周袋,将防腐收敛药或抗菌药置入牙周袋内,必要时全身应用抗菌药物或支持疗法。当脓液形成,出现波动感时,可根据脓肿的部位及表面黏膜的厚薄,选择从牙周袋内或牙龈表面引流。前者可用尖探针从袋内壁刺入脓腔,后者可在表面麻醉下,用尖刀片切开脓肿达深部,以便脓液充分引流。慢性牙周脓肿可在洁治的基础上直接进行牙周手术,根据不同情况,行脓肿切除术,或翻瓣手术除净根面的牙菌斑、牙石。

(四)阻生第三磨牙引起的疼痛或炎症反应

阻生第三磨牙是口腔中最后萌出的一颗磨牙,由于受邻牙、颌骨或软组织的阻碍导致部分牙体被牙龈覆盖、牙部分萌出或完全不能萌出的情况,临床以下颌第三磨牙最常见。阻生第三磨牙的牙冠和牙龈之间存在较深的盲袋,容易有食物残渣滞留,导致细菌滋生、繁殖,从而引起智齿冠周炎、邻牙龋坏等疾病。

当患者出现阻生第三磨牙引起的疼痛或炎症反应时,需要尽早治疗,主要是采取阻生第三磨牙拔除术。当阻生第三磨牙引发急性冠周炎导致急性疼痛时,由医师对局部冠周进行冲洗清洁,局部使用抗菌药物或消毒防腐类药物,待炎症控制后,拔除第三磨牙。

二、口腔急诊药物治疗

口腔急诊疾病种类多,治疗多以医师操作治疗为主,药物治疗为辅。大部分口腔急诊患者所患疾病由细菌感染引起,例如急性牙髓炎、急性根尖周炎、牙周脓肿、急性冠周炎、间隙感染、干槽症等。该类患者多因口腔局部剧烈疼痛就医,治疗原则多采用局部麻醉下开髓、拔髓、拔除患牙、切开脓肿引流等操作治疗,并辅以药物治疗。例如,使用抗菌药物预防或治疗细菌感染,使用镇痛抗炎药缓解疼痛和促进局部炎症消除,使用消毒防腐类外用药清洁口腔、抑制和杀灭口腔病原微生物。因此,局部麻醉药、抗菌药物、镇痛抗炎药和口腔外用药在口腔急诊疾病治疗中应用较多。

口腔急诊常见问题处方及解析

一、适应证不适宜

案 例 1

【处方描述】

患者信息:男,58岁。

临床诊断:下颌骨骨折。

处方内容:

西吡氯铵含漱液　200mL×2瓶　15mL　每日3次　含漱

【处方问题】适应证不适宜。

【问题分析】西吡氯铵含漱液是一种局部消毒防腐药,对牙菌斑的形成有一定抑制作用,用于口腔疾病的辅助治疗、日常口腔护理及清洁口腔。该处方诊断为下颌骨骨折,缺少使用西吡氯铵含漱液的适应证。本处方属于适应证不适宜。

【干预建议】建议停用西吡氯铵含漱液,若患者下颌骨骨折合并有需要使用西吡氯铵含漱液的适应证,应补充相关临床诊断。

案 例 2

【处方描述】

患者信息:男,72岁。

临床诊断:面部外伤。

处方内容:

西吡氯铵含漱液	200mL×1瓶	15mL	每日3次	含漱
头孢克洛胶囊	0.25g×6粒	0.25g	每日3次	口服
双氯芬酸钠双释放肠溶胶囊	75mg×20粒	75mg	每日1次	口服

【处方问题】适应证不适宜。

【问题分析】西吡氯铵含漱液是一种口腔内外用消毒防腐药,对牙菌斑的形成有一定抑制作用,用于口腔疾病的辅助治疗、日常口腔护理及清洁口腔。该处方诊断为面部外伤,缺少使用西吡氯铵含漱液的适应证。本处方属于适应证不适宜。

【干预建议】建议停用西吡氯铵含漱液,若患者面部外伤合并有需要使用西吡氯铵含漱液的适应证,应补充相关临床诊断。

案 例 3

【处方描述】

患者信息:男,38 岁。

临床诊断:牙劈裂。

处方内容:

头孢克洛胶囊　0.25g×6 粒　0.25g　每日 3 次　口服

【处方问题】适应证不适宜。

【问题分析】牙劈裂多由龋坏过大或患者不慎咬硬物等外在因素造成。临床诊断仅为牙劈裂,没有细菌感染性诊断,也没有需要预防性使用抗菌药物的临床诊断。本处方属于适应证不适宜。

【干预建议】建议停用头孢克洛胶囊,若患者的牙劈裂是通过拔牙治疗的,抗菌药物的使用是为了预防拔牙后感染,则临床诊断补充"牙拔除术"。

案 例 4

【处方描述】

患者信息:男,51 岁。

临床诊断:牙槽骨骨折。

处方内容:

复方氯己定含漱液　500mL×1 瓶　10mL　每日 2 次　含漱

【处方问题】适应证不适宜。

【问题分析】复方氯己定含漱液用于龈炎、冠周炎、口腔黏膜炎等导致的牙龈出血、牙周脓肿、口腔黏膜溃疡等的辅助治疗。本处方临床诊断为牙槽骨骨折,缺少使用复方氯己定含漱液的适应证。本处方属于适应证不适宜。

【干预建议】建议停用复方氯己定含漱液,若患者的牙槽骨骨折波及口腔内,应补充相关临床诊断。

案 例 5

【处方描述】

患者信息：男，35 岁。

临床诊断：拔牙术后。

处方内容：

甲钴胺片　0.5mg×20 片　0.5mg　每日 3 次　口服

【处方问题】适应证不适宜。

【问题分析】甲钴胺片用于周围神经病的治疗。本处方临床诊断为拔牙术后，拔牙术并不必然伴随牙神经的损伤，使用甲钴胺片的依据不足。本处方属于适应证不适宜。

【干预建议】建议停用甲钴胺片，若患者拔牙后有神经损伤症状需要应用甲钴胺，应补充相关临床诊断。

案 例 6

【处方描述】

患者信息：男，73 岁。

临床诊断：口腔白斑病。

处方内容：

甲硝唑含漱液　200mL×1 瓶　10mL　每日 3 次　含漱

【处方问题】适应证不适宜。

【问题分析】口腔白斑病是发生于口腔黏膜、以白色病损为主的损害，可能与局部长期刺激及某些全身因素有关，治疗原则是口腔卫生宣教、消除局部刺激因素、监测并预防癌变，主要治疗药物是去角化药物。甲硝唑含漱液用于龈炎、牙周炎等口腔炎症的辅助治疗，对口腔白斑病无治疗作用。本处方属于适应证不适宜。

【干预建议】建议停用甲硝唑含漱液，若患者合并有其他需要使用甲硝唑含漱液的临床诊断，应补充相关临床诊断。

案 例 7

【处方描述】

患者信息：男，37 岁。

临床诊断：龋病。

处方内容：

甲硝唑片　0.2g×100 片　0.2g　每日 3 次　口服

【处方问题】适应证不适宜。

【问题分析】龋病是一种以细菌为主要病原体,多因素作用下导致牙体硬组织发生慢性、进行性破坏的疾病。对于尚未形成龋洞的早期龋,可通过去除病原物质、改变局部环境和再矿化的方法处理。对于已形成龋洞的病损,可由医师修复处理。甲硝唑片是一种抗厌氧菌药物,全身应用对牙体硬组织起不到抗菌作用,对龋病无治疗作用。本处方属于适应证不适宜。

【干预建议】建议停用甲硝唑片,若患者有其他需要使用甲硝唑片的临床诊断,应补充相关临床诊断。

案 例 8

【处方描述】

患者信息:女,37 岁。

临床诊断:深龋。

处方内容：

罗红霉素胶囊　75mg×20 粒　150mg　每日 2 次　口服

【处方问题】适应证不适宜。

【问题分析】深龋时,牙体硬组织的龋坏进展到牙本质深层,病变部位仍在牙体硬组织内。罗红霉素胶囊是一种大环内酯类抗菌药,全身使用对牙体硬组织起不到抗菌作用,对深龋无治疗作用。本处方属于适应证不适宜。

【干预建议】建议停用罗红霉素胶囊,若患者合并有其他需要使用罗红霉素胶囊的临床诊断,应补充相关临床诊断。

案 例 9

【处方描述】

患者信息:女,34 岁。

临床诊断:继发龋。

处方内容：

甲硝唑片　　　　0.2g×100 片　0.2g　　　每日 3 次　口服

罗红霉素胶囊　　75mg×20 粒　150mg　　每日 2 次　口服

【处方问题】适应证不适宜。

【问题分析】继发龋是发生在已有修复体边缘或底部的龋病,由医师修复治疗。甲硝唑片、罗红霉素胶囊均为全身应用的抗菌药,对继发龋无治疗作用。本处方属于适应证不适宜。

【干预建议】建议停用甲硝唑片、罗红霉素胶囊,若患者合并有其他需要全身使用抗菌药的临床诊断,应补充相关临床诊断。

案 例 10

【处方描述】

患者信息:男,47 岁。

临床诊断:残根。

处方内容:

洛索洛芬钠片　　60mg×20 片　　60mg　　每日 2 次　　口服

【处方问题】适应证不适宜。

【问题分析】残根指各种原因造成牙冠全部缺失,只剩余牙根。洛索洛芬钠片可用于拔牙后的镇痛和消炎,与患者临床诊断“残根”不相关。本处方属于适应证不适宜。

【干预建议】建议停用洛索洛芬钠片,若对患者进行了牙根拔除术的治疗操作,应补充“牙根拔除术”的临床诊断。

案 例 11

【处方描述】

患者信息:女,39 岁。

临床诊断:面部单纯疱疹。

处方内容:

甲硝唑片　　　　0.2g×100 片　　0.2g　　　每日 3 次　　口服
罗红霉素胶囊　　75mg×20 粒　　150mg　　每日 2 次　　口服

【处方问题】适应证不适宜。

【问题分析】单纯疱疹是由单纯疱疹病毒引起的口腔黏膜及口周皮肤以疱疹为主要症状的病毒感染性疾病。甲硝唑片、罗红霉素胶囊均为抗菌药物,对病毒感染无治疗作用。本处方属于适应证不适宜。

【干预建议】建议停用甲硝唑片、罗红霉素胶囊,选用其他对面部单纯疱疹有治疗作用的药物。若患者确有继发性的细菌感染,应补充相关临床诊断。

二、遴选药品不适宜

案 例 12

【处方描述】

患者信息：女，16岁。

临床诊断：阻生牙、牙拔除术。

处方内容：

头孢克洛胶囊　0.25g×12粒　0.25g　每日3次　口服

洛索洛芬钠片　60mg×20片　60mg　每日3次　口服

【处方问题】遴选药品不适宜。

【问题分析】洛索洛芬钠片可用于拔牙后的镇痛和消炎。该药品说明书提示，本品缺乏儿童使用的安全性和疗效数据，禁用于儿童。本处方属于遴选药品不适宜。

【干预建议】建议选用其他适用于儿童的口服镇痛抗炎药，如对乙酰氨基酚、布洛芬。

案 例 13

【处方描述】

患儿信息：男，9岁。

临床诊断：深龋。

处方内容：

布洛芬缓释胶囊　0.3g×20粒　0.3g　每日2次　口服

【处方问题】遴选药品不适宜。

【问题分析】布洛芬缓释胶囊可用于缓解牙痛，必须整粒吞服，不得打开或溶解后服用。低龄儿童难以吞咽胶囊剂，不推荐用于12岁以下儿童。另外，0.3g为成人单次给药剂量，该剂量用于9岁儿童显然过大。本处方属于遴选药品不适宜。

【干预建议】建议选用其他适用于12岁以下儿童的口服镇痛抗炎药，如对乙酰氨基酚、布洛芬混悬剂。

案 例 14

【处方描述】

患儿信息：女，8岁。

临床诊断:深龋。

处方内容:

洛芬待因片　0.2g:12.5mg×20片　1片　每日3次　口服

【处方问题】遴选药品不适宜。

【问题分析】洛芬待因片可用于中等强度疼痛止痛,适用于术后痛和中度癌痛止痛。12岁以下儿童禁用,12岁以上儿童仅用于急性(短暂)中度疼痛的治疗,且只有当疼痛不能经其他镇痛抗炎药(如对乙酰氨基酚或布洛芬)缓解时才可使用。本处方属于遴选药品不适宜。

【干预建议】建议选用其他适用于12岁以下儿童的口服镇痛抗炎药,如对乙酰氨基酚、布洛芬混悬剂。

案　例　15

【处方描述】

患儿信息:男,4岁。

临床诊断:乳牙深龋。

处方内容:

双氯芬酸钠缓释片　75mg×10片　75mg　每晚1次　口服

【处方问题】遴选药品不适宜。

【问题分析】双氯芬酸钠缓释片可用于牙痛的治疗。儿童用药目前安全证据最多的是对乙酰氨基酚,其次是布洛芬。双氯芬酸钠可以按照1mg/kg的剂量用于6岁以下儿童,最高每日不能超过3mg/kg。双氯芬酸钠缓释片为缓释制剂,每片75mg,须整片吞服,用液体送下,不可分割或咀嚼。对于正常体重的4岁儿童(约16kg),双氯芬酸钠缓释片剂量过大,剂型选择不合理。本处方属于遴选药品不适宜。

【干预建议】建议选用其他适用于儿童的口服镇痛抗炎药,如对乙酰氨基酚、布洛芬混悬剂。

三、药品剂型或给药途径不适宜

案　例　16

【处方描述】

患者信息:女,33岁。

临床诊断:智齿冠周炎。

处方内容：

复方氯己定含漱液　　200mL×1瓶　　15mL　　每日2次　　口服

【处方问题】给药途径不适宜。

【问题分析】复方氯己定含漱液用于龈炎、冠周炎、口腔黏膜炎等引起的牙龈出血、牙周脓肿、口腔黏膜溃疡等的辅助治疗，给药途径应为含漱。本处方给药途径有误，属于给药途径不适宜。

【干预建议】建议将复方氯己定含漱液给药途径修改为"含漱"。

案　例　17

【处方描述】

患者信息：男,50岁。

临床诊断：智齿冠周炎。

处方内容：

阿莫西林胶囊	0.25g×24片	0.25g	每日3次	口服
甲硝唑维 B_6 片	0.2g×45片	0.2g	每日3次	口服
聚维酮碘溶液	200mL×1瓶	5mL	每日3次	口服

【处方问题】给药途径不适宜。

【问题分析】聚维酮碘溶液是一种消毒防腐药,可用于口腔黏膜的消毒,不得口服。本处方聚维酮碘溶液给药途径有误,属于给药途径不适宜。

【干预建议】建议将聚维酮碘溶液给药途径修改为"稀释后含漱"。

四、用法、用量不适宜

案　例　18

【处方描述】

患者信息：女,23岁。

临床诊断：急性牙髓炎。

处方内容：

布洛芬缓释胶囊	0.3g×20粒	0.3g	每日1次	口服
罗红霉素分散片	150mg×12片	150mg	每日2次	口服

【处方问题】用法、用量不适宜。

【问题分析】布洛芬缓释胶囊给药频次"每日 1 次"不适宜,该药服用一次可持续 12 小时止痛,按照药品说明书应每日 2 次。本处方属于用法、用量不适宜。

【干预建议】建议将布洛芬缓释胶囊给药频次"每日 1 次"修改为"每日 2 次"。

案 例 19

【处方描述】

患者信息:女,33 岁。

临床诊断:急性根尖周炎。

处方内容:

地红霉素肠溶片　0.125g×16 片　0.5g　每日 4 次　口服

【处方问题】用法、用量不适宜。

【问题分析】地红霉素肠溶片药品说明书规定,12 岁以上患者的用法用量通常为一次 0.5g,一天 1 次。本处方中地红霉素肠溶片的给药频次"每日 4 次"远远超过规定。本处方属于用法、用量不适宜。

【干预建议】建议将地红霉素肠溶片的给药频次"每日 4 次"修改为"每日 1 次"。

案 例 20

【处方描述】

患者信息:男,46 岁。

临床诊断:残根、牙拔除术。

处方内容:

复方氯己定含漱液　300mL×1 瓶　300mL　每日 2 次　含漱

【处方问题】用法、用量不适宜。

【问题分析】复方氯己定含漱液的用法用量为一次 10~20mL,早晚刷牙后含漱。本处方单次给药剂量 300mL,为整瓶剂量,明显有误。本处方属于用法、用量不适宜。

【干预建议】建议修改复方氯己定含漱液的单次给药剂量。

案 例 21

【处方描述】

患儿信息:男,13 岁。

临床诊断:创伤性牙脱落。

处方内容:

头孢克洛缓释胶囊　0.187 5g×12 粒　0.187 5g　每日 2 次　口服

【处方问题】用法、用量不适宜。

【问题分析】对于成年人及体重 20kg 以上的儿童,头孢克洛缓释胶囊常用量为每日 2 次,每次 0.375~0.750g。本处方单次给药剂量 "0.187 5g" 过小,达不到预防或治疗口腔感染的作用,反而易诱导细菌产生耐药性。本处方属于用法、用量不适宜。

【干预建议】建议修改头孢克洛缓释胶囊的单次给药剂量为 0.375g。

案　例　22

【处方描述】

患者信息:女,76 岁。

临床诊断:药物相关性颌骨坏死。

处方内容:

头孢呋辛酯片	0.25g×12 片	0.25g	每日 4 次	口服
洛索洛芬钠片	60mg×20 片	60mg	每日 2 次	口服
复方氯己定含漱液	200mL×1 瓶	15mL	每日 2 次	含漱

【处方问题】用法、用量不适宜。

【问题分析】头孢呋辛酯片药品说明书推荐的成人用法用量为单次剂量 0.25g,给药频次是每日 2 次。本处方头孢呋辛酯片单次剂量为 0.25g,给药频次为每日 4 次,超过规定。本处方属于用法、用量不适宜。

【干预建议】建议修改头孢呋辛酯片的给药频次为 "每日 2 次"。

案　例　23

【处方描述】

患者信息:男,49 岁。

临床诊断:牙隐裂、牙拔除术。

处方内容:

| 头孢克洛胶囊 | 0.25g×6 粒 | 0.25g | 每日 2 次 | 口服 |
| 甲硝唑维 B_6 片 | 0.2g×45 片 | 0.2g | 每日 3 次 | 口服 |

【处方问题】用法、用量不适宜。

【问题分析】头孢克洛为时间依赖性抗菌药物,应每日多次给药,如果给药频次不够,抗菌药物浓度超过最低抑菌浓度的持续时间就短,达不到应有的预防和治疗细菌感染的作用,反而容易诱导细菌产生耐药性。头孢克洛胶囊药品说明书推荐的给药频次是每日 3 次,本处方头孢克洛胶囊给药频次低于规定。本处方属于用法、用量不适宜。

【干预建议】修改头孢克洛胶囊的给药频次为"每日 3 次"。

案 例 24

【处方描述】

患者信息:女,38 岁。

临床诊断:急性根尖周炎。

处方内容:

洛索洛芬钠片　60mg×20 片　60mg　每 6 小时 1 次　口服

【处方问题】用法、用量不适宜。

【问题分析】洛索洛芬钠片可用于牙痛的消炎和镇痛,成人通常的用法用量是一次 60mg,每日 3 次,口服。本处方洛索洛芬钠片的给药频次为每 6 小时 1 次,超过常规给药频次。本处方属于用法、用量不适宜。

【干预建议】修改洛索洛芬钠片的给药频次为"每日 3 次"。

五、重复用药

案 例 25

【处方描述】

患者信息:男,25 岁。

临床诊断:急性根尖周炎。

处方内容:

布洛芬缓释胶囊　0.3g×20 粒　　　　　0.3g　　每日 2 次　　　　口服
洛芬待因缓释片　0.2g:13mg×20 片　0.426g　每 12 小时 1 次　口服

【处方问题】重复用药。

【问题分析】布洛芬缓释胶囊的规格为 0.3g/ 粒,成人用法用量为一次 0.3g,每日 2 次,共 0.6g。洛芬待因缓释片为复方制剂,每片含布洛芬 0.2g 与磷酸可待因 0.013g,其与布洛芬缓释胶囊联合使用属于重复用药。

【干预建议】建议按照患者的疼痛情况,保留处方中两种药品中的一种即可。

六、其他用药不适宜

案 例 26

【处方描述】

患者信息:男,49 岁。

临床诊断:阻生牙、牙拔除术。

处方内容:

阿替卡因肾上腺素注射液　1.7mL×2 支　1.7mL　立即　局部注射

【处方问题】处方开具数量与用量不相符。

【问题分析】阿替卡因肾上腺素注射液开具 2 支,合计 3.4mL,单次给药剂量显示只使用 1.7mL,不符合用药实际情况。本处方属于处方开具数量与用量不相符。

【干预建议】建议修改单次给药剂量,按照实际给药剂量开具处方。

七、超常处方

案 例 27

【处方描述】

患者信息:男,30 岁。

临床诊断:牙龈出血。

处方内容:

头孢克洛胶囊	0.25g×6 粒	0.25g	每日 3 次	口服
甲硝唑片	0.2g×21 粒	0.2g	每日 3 次	口服

【处方问题】无适应证用药。

【问题分析】临床诊断为牙龈出血,没有细菌感染相关诊断。本处方属于无适应证用药。

【干预建议】建议停用头孢克洛胶囊、甲硝唑片,选用其他治疗牙龈出血的药物。若患者确有需要使用抗菌药物的临床症状,应补充相关临床诊断。

案 例 28

【处方描述】

患者信息：女,37 岁。

临床诊断：牙周炎。

处方内容：

艾司唑仑片　1mg×7 片　1mg　每晚 1 次　口服

【处方问题】无适应证用药。

【问题分析】艾司唑仑属于镇静催眠药,主要用于抗焦虑、失眠,也用于紧张、恐惧、抗癫痫和抗惊厥,对牙周炎无治疗作用。本处方属于无适应证用药。

【干预建议】建议停用艾司唑仑片,若患者合并有其他需要使用艾司唑仑片的指征,应补充相关临床诊断。

案 例 29

【处方描述】

患者信息：男,65 岁。

临床诊断：开药。

处方内容：

甲硝唑片　0.2g×24 片　0.2g　每日 3 次　口服

【处方问题】无适应证用药。

【问题分析】甲硝唑片用于治疗肠道和肠外阿米巴病、阴道滴虫病、小袋虫病、皮肤利什曼病、麦地那龙线虫病、厌氧菌感染等。"开药"不能作为临床诊断。本处方属于无适应证用药。

【干预建议】建议停用甲硝唑片,若患者确有需要使用甲硝唑片的口腔疾病,应补充相关临床诊断。

案 例 30

【处方描述】

患儿信息：男,13 岁。

临床诊断：检查。

处方内容：

阿昔洛韦乳膏　3%：10g×1支　0.1g　每6小时1次　外用涂患处

【处方问题】无适应证用药。

【问题分析】阿昔洛韦乳膏适用于单纯疱疹或带状疱疹感染的局部治疗。"检查"本身不能作为临床诊断。本处方属于无适应证用药。

【干预建议】建议停用阿昔洛韦乳膏，若患儿确有需要使用阿昔洛韦乳膏的口腔疾病，应补充相关临床诊断。

案　例　31

【处方描述】

患者信息：女，46岁。

临床诊断：口腔检查。

处方内容：

洛索洛芬钠胶囊　60mg×12粒　60mg　每日3次　口服

【处方问题】无适应证用药。

【问题分析】洛索洛芬钠胶囊可用于类风湿关节炎、骨性关节炎、腰痛、肩周炎、颈肩腕综合征，以及手术后、外伤后和拔牙后的镇痛消炎，急性上呼吸道炎症的解热镇痛。"口腔检查"不能作为临床诊断。本处方属于无适应证用药。

【干预建议】建议停用洛索洛芬钠胶囊，若患者确有需要使用洛索洛芬钠胶囊的口腔疾病，应补充相关临床诊断。

案　例　32

【处方描述】

患者信息：女，35岁。

临床诊断：牙髓炎。

处方内容：

尼美舒利缓释片	0.2g×7片	0.2g	每日1次	口服
氨酚双氢可待因片	500mg：10mg×24片	1片	每6小时1次	口服

【处方问题】无正当理由为同一患者同时开具两种以上药理作用相同药物。

【问题分析】尼美舒利缓释片为非甾体抗炎药，推荐成人用法用量为一次0.2g，每日1次，且不推荐联合应用其他非甾体抗炎药。氨酚双氢可待因片为复方制剂，规格为每片含

500mg 对乙酰氨基酚和 10mg 酒石酸双氢可待因,其中的对乙酰氨基酚亦为非甾体抗炎药。本处方属无正当理由为同一患者同时开具两种以上药理作用相同药物。

【干预建议】建议只保留其中一种药品。

案 例 33

【处方描述】

患者信息:男,27 岁。

临床诊断:阻生牙、牙拔除术。

处方内容:

双氯芬酸钠缓释片	75mg×10 片	75mg	每晚 1 次	口服
醋氯芬酸肠溶片	50mg×16 片	100mg	每日 2 次	口服

【处方问题】无正当理由为同一患者同时开具两种以上药理作用相同药物。

【问题分析】双氯芬酸钠缓释片与醋氯芬酸肠溶片都属于非选择性的非甾体抗炎药,处方中此类药仅推荐使用一种。两种非甾体抗炎药联合使用并不能增强疗效,反而会加重不良反应,例如加重胃肠道损伤,应避免合用。本处方属于无正当理由为同一患者同时开具两种以上药理作用相同药物。

【干预建议】建议只保留其中一种药品。

案 例 34

【处方描述】

患者信息:女,40 岁。

临床诊断:急性牙髓炎。

处方内容:

洛芬待因片	0.2g:12.5mg×20 片	1 片	每日 3 次	口服
洛索洛芬钠片	60mg×20 片	60mg	每日 3 次	口服

【处方问题】无正当理由为同一患者同时开具两种以上药理作用相同药物。

【问题分析】洛芬待因片中含有布洛芬,布洛芬与洛索洛芬同属于非甾体抗炎药,处方中此类药仅推荐使用一种。洛芬待因片与洛索洛芬钠片合用,可增加胃肠道不良反应,例如消化性溃疡、胃肠道出血和 / 或穿孔,应避免合用。本处方属于无正当理由为同一患者同时开具两种以上药理作用相同药物。

【干预建议】建议只保留其中一种药品。

八、合并问题

案 例 35

【处方描述】

患儿信息：女,5 岁。

临床诊断：下唇部疖痈。

处方内容：

过氧化氢溶液	100mL×1 瓶	50mL	即刻	外用冲洗
阿替卡因肾上腺素注射液	1.7mL×1 支	0.51mL	即刻	口腔黏膜下注射
聚维酮碘含漱液	200mL×1 瓶	7.5mL	每日 3 次	含漱
复方氯己定含漱液	200mL×1 瓶	3mL	每日 2 次	含漱

【处方问题】无正当理由为同一患儿同时开具两种以上药理作用相同药物、遴选药品不适宜。

【问题分析】①无正当理由为同一患儿同时开具两种以上药理作用相同药物：聚维酮碘含漱液和复方氯己定含漱液都是口腔局部杀菌消炎药物,均可用于口腔炎、口腔溃疡等治疗,二者同时使用属于无正当理由为同一患儿同时开具两种以上药理作用相同药物。②遴选药品不适宜：聚维酮碘含漱液及复方氯己定含漱液都是含漱剂,含漱后须吐掉,不能吞咽。6 岁以下儿童吞咽控制力差,容易吞咽含漱液,一般不建议使用。尤其聚维酮碘含漱液说明书中明确提示 6 岁以下儿童不宜使用。本处方属于无正当理由为同一患儿同时开具两种以上药理作用相同药物、遴选药品不适宜。

【干预建议】建议评估患儿的吞咽控制力,以确定是否使用含漱液。若确实需要使用含漱液,建议只选用复方氯己定含漱液且应在监护下使用。

案 例 36

【处方描述】

患者信息：女,54 岁。

临床诊断：口腔扁平苔藓。

处方内容：

复方甘菊利多卡因凝胶 10g×1 支 10g 立即 口服

【处方问题】用法、用量不适宜,给药频次不适宜,给药途径不适宜。

【问题分析】①用法、用量不适宜：复方甘菊利多卡因凝胶可用于牙龈、唇，以及口腔黏膜的炎症性疼痛。说明书规定的用法用量为每日 3 次，每次涂约 0.5cm（约 1g）凝胶于疼痛或发生炎症的牙龈区。本处方单次给药剂量 10g，给药剂量过大。②给药频次不适宜：口腔扁平苔藓是一种常见的口腔黏膜慢性炎性疾病，通常需要持续数日用药。本处方给药频次不符合药品说明书"每日 3 次"的规定。③给药途径不适宜：给药途径有误，处方中为"口服"。本处方属于用法、用量不适宜，给药频次不适宜，给药途径不适宜。

【干预建议】建议将复方甘菊利多卡因凝胶处方中的用法、用量，给药频次，给药途径更改为"1g 每日 3 次 局部涂抹"。

（郑利光）

▍参考文献

1. 陈永进，赵寅华. 我国口腔急诊医学现状与发展. 中国实用口腔科杂志，2016, 9 (7): 385-389.
2. 姬爱平. 口腔急诊常见疾病诊疗手册. 2 版. 北京：北京大学医学出版社，2021.

第二篇

口腔专科疾病除了前面章节中提及的牙体牙髓病、牙周病、口腔黏膜病、口腔颌面外科疾病等,还包括口腔修复治疗、口腔正畸治疗等其他分类,相关治疗科室包括儿童口腔科、口腔修复科、口腔正畸科、口腔麻醉科、口腔综合科,诊断涉及牙折裂、口腔异味、三叉神经痛、面部感觉异常等。另外,口腔颌面部肿瘤也是口腔专科常见疾病。但是目前我国大多数口腔专科医院对口腔颌面部肿瘤的治疗以手术为主,围手术期用药与口腔颌面外科其他疾病围手术期用药类似。由于各医院口腔颌面外科几乎没有常规开展肿瘤疾病的化疗、靶向或免疫治疗,该类处方比较少见,因此将部分口腔肿瘤疾病相关不合理处方放在本章进行整理分析。

一、适应证不适宜

案 例 1

【处方描述】

患儿信息:男,3岁。

临床诊断:传染性单核细胞增多症。

处方内容:

盐酸伐昔洛韦胶囊	0.15g×25粒	0.3g	每日2次	口服
阿莫西林胶囊	0.25g×30粒	0.5g	每日2次	口服
多维元素分散片	90片	1片	每日2次	口服
人表皮生长因子外用溶液	15mL×1支	适量	每日3次	外用

【处方问题】适应证不适宜。

【问题分析】传染性单核细胞增多症是由EB病毒感染引起的,多为急性自限性疾病,常见症状有不规则发热、淋巴结肿大、咽痛等,该病以对症治疗为主,多数患者可自愈,必要时可给予抗病毒治疗,多预后良好,仅个别患者可出现慢性活动性感染。抗菌药物阿莫西林胶囊常规对该病治疗无效,仅在患者确定发生继发性感染时可用,处方中未体现该患儿的感染情况,因此本处方属于适应证不适宜。

【干预建议】建议停用阿莫西林胶囊,如患儿确有继发性感染,应补充相关诊断。

<h1 style="text-align:center">案 例 2</h1>

【处方描述】

患者信息:男,42 岁。

临床诊断:口腔肿物。

处方内容:

阿帕替尼片　0.5g×30 片　0.5g　每日 1 次　口服

【处方问题】适应证不适宜。

【问题分析】阿帕替尼片说明书指出,该药品单药适用于既往至少接受过两种系统化疗后进展或复发的晚期胃腺癌或胃 - 食管结合部腺癌患者,该处方诊断为口腔肿物,未明确肿物类型,属于适应证不适宜。

【干预建议】建议停用阿帕替尼片,应在明确诊断后选择合适的药物。

<h1 style="text-align:center">案 例 3</h1>

【处方描述】

患者信息:女,28 岁。

临床诊断:血管瘤。

处方内容:

康复新液　100mL×1 瓶　10mL　每日 3 次　含漱

【处方问题】适应证不适宜。

【问题分析】康复新液具有通利血脉、养阴生肌的功效,外用可用于金疮、外伤、溃疡、瘘管、烧伤、烫伤、压疮的创面。该处方诊断为血管瘤,根据处方无法判断是否有创面,使用该药属于适应证不适宜。

【干预建议】建议停用康复新液,如患者确有相关症状,应补充临床诊断。

<h1 style="text-align:center">案 例 4</h1>

【处方描述】

患者信息:女,25 岁。

临床诊断:口腔异味。

处方内容：

康复新液　100mL×1瓶　10mL　每日3次　含漱

【处方问题】适应证不适宜。

【问题分析】康复新液外用主要是促进创面愈合，药理作用中并没有改善异味症状的作用，该诊断中仅有口腔异味，未说明产生异味的原因是否与口内有创面相关，因此没有应用康复新液的指征，属于适应证不适宜。

【干预建议】建议停止使用康复新液，待确定异味原因后再对因治疗。

案　例　5

【处方描述】

患者信息：男，35岁。

临床诊断：腮腺导管结石伴感染。

处方内容：

硫酸庆大霉素注射液　2mL∶80mg×1支　2mL　必要时　外用冲洗

【处方问题】适应证不适宜。

【问题分析】根据《抗菌药物临床应用指导原则（2015年版）》中的建议，应避免将主要供全身应用的品种作为局部用药。硫酸庆大霉素注射液为供全身应用的抗菌药物，适用于治疗敏感革兰氏阴性杆菌所致的严重感染，且硫酸庆大霉素注射液无"外用"给药途径，因此使用该药冲洗不合理，属于适应证不适宜。

【干预建议】建议停用硫酸庆大霉素注射液，若需要进行导管内冲洗，建议使用生理盐水进行冲洗，同时嘱患者口服维生素C片或食用酸性食物刺激腮腺液体分泌。若患者因感染出现全身症状如发热、感染指标异常等，应行全身抗感染治疗。如有充分的循证医学证据说明应用硫酸庆大霉素注射液外用冲洗治疗腮腺导管结石伴感染有效，则应先进行超说明书用药备案。

二、遴选药品不适宜

案　例　6

【处方描述】

患儿信息：男，4岁。

临床诊断：错𬌗畸形、黏膜损伤。

处方内容：

聚维酮碘含漱液　250mL：2.5g×1瓶　10mL　每日3次　含漱

【处方问题】遴选药品不适宜。

【问题分析】聚维酮碘含漱液说明书中明确指出6岁以下儿童不宜使用，一方面，年龄偏小的儿童很难完成含漱的行为；另一方面，聚维酮碘含漱液说明书要求不得吞咽，会引起一定的安全风险。本病例中患儿4岁，因此本处方属于遴选药品不适宜。

【干预建议】建议停用聚维酮碘含漱液，可更换为儿童可以使用的氯己定含漱液，但也应在成人监护下使用。

案　例　7

【处方描述】

患儿信息：女，14岁。

临床诊断：深龋。

处方内容：

洛索洛芬钠片　60mg×20片　60mg　每日3次　口服

【处方问题】遴选药品不适宜。

【问题分析】根据洛索洛芬钠片说明书"儿童用药"部分的描述，由于缺乏安全性和疗效数据，本品禁用于儿童，主要原因为60mg的剂量对儿童来说过大，该患儿14岁，因此本处方属于遴选药品不适宜。

【干预建议】建议停用洛索洛芬钠片，更换为适宜儿童使用的解热镇痛抗炎药，如布洛芬制剂。

案　例　8

【处方描述】

患儿信息：男，3岁。

临床诊断：牙折裂。

处方内容：

阿替卡因肾上腺素注射液　1.7mL×1支　1.7mL　即刻　局部注射

【处方问题】遴选药品不适宜。

【问题分析】根据阿替卡因肾上腺素注射液药品说明书，该药物适用于成人及4岁以上儿童,这种麻醉技术对 4 岁以下年龄组不合适。患儿 3 岁,该处方属于遴选药品不适宜。

【干预建议】建议更换为利多卡因注射液,按照患儿体重计算单次给药总量。如坚持应用阿替卡因肾上腺素注射液,则应在医疗机构做超说明书用药备案。

案 例 9

【处方描述】

患儿信息:女,7 岁。

临床诊断:牙周脓肿。

处方内容:

盐酸多西环素片　0.1g×100 片　0.025g　每日 2 次　口服

【处方问题】遴选药品不适宜。

【问题分析】在牙发育过程中(包括怀孕后期、婴儿期和 8 岁以下儿童)使用四环素类药物可能会导致牙永久变色,所以 8 岁以下儿童禁用四环素类药物,本处方属于遴选药品不适宜。

【干预建议】建议将多西环素更换为阿莫西林,青霉素过敏者可选择大环内酯类药物的同时加用甲硝唑。

三、药品剂型或给药途径不适宜

案 例 10

【处方描述】

患者信息:女,63 岁。

临床诊断:血管瘤。

处方内容:

注射用盐酸博来霉素　　　　1.5 万博来霉素单位 ×1 支　1.5 万博来霉素单位　即刻　静脉注射
地塞米松磷酸钠注射液 1mL:5mg×1 支　　　　　　　1mL　　　　　　　即刻　局部注射

【处方问题】给药途径不适宜。

【问题分析】盐酸博来霉素用于血管瘤治疗时,应直接注射在病变部位,而非静脉注射,该处方属于给药途径不适宜。

【干预建议】建议修改注射用盐酸博来霉素的给药途径为局部注射。

四、用法、用量不适宜

案 例 11

【处方描述】

患儿信息:男,4岁。

临床诊断:牙龈裂伤、牙震荡。

处方内容:

盐酸利多卡因注射液　5mL:0.1g×1支　0.1g　即刻　局部注射

【处方问题】用法、用量不适宜。

【问题分析】根据盐酸利多卡因注射液说明书,小儿常用量因个体而异,一次给药总量不得超过 4.0~4.5mg/kg,常用 0.25%~0.50% 溶液,特殊情况才用 1.0% 溶液。根据最大剂量(4.5mg/kg)计算,100mg 用于 22kg 以上的患儿,但 4 岁儿童平均体重为 16.64kg,因此给药剂量不适宜。

【干预建议】建议医师在开具儿童处方时,询问患儿体重,根据患儿体重计算药品用量,而非直接填写药品最小包装量。

案 例 12

【处方描述】

患者信息:男,69 岁,常见消化不良。

临床诊断:牙槽脓肿。

处方内容:

奥硝唑胶囊　　　　0.25g×12 粒　　0.25g　　每日 2 次　　口服

布洛芬缓释胶囊　　0.3g×12 粒　　0.3g　　每日 2 次　　口服

【处方问题】用法、用量不适宜。

【问题分析】根据奥硝唑胶囊的说明书,治疗厌氧菌感染的成人剂量应为每日 1.0~1.5g,老年人用药无须调整剂量。该患者 69 岁,处方信息中并未体现肝肾功能问题,该处方中单次给药剂量 0.25g,每日 2 次,每日剂量过低,可能无法达到预期治疗效果,属于用法、用量不适宜。

【干预建议】建议奥硝唑胶囊用法用量应调整为一次 0.5g,每日 2 次。

案 例 13

【处方描述】

患者信息：女，31岁。

临床诊断：错𬌗畸形、牙拔除术。

处方内容：

阿替卡因肾上腺素注射液	1.7mL×1 支	1.7mL	即刻	局部注射
西帕依固龈液	100mL×1 瓶	2mL	每日 3 次	含漱

【处方问题】用法、用量不适宜。

【问题分析】根据西帕依固龈液说明书，用法用量为含漱 2~3 分钟，一次约 3~5mL，每日 3~5 次。本处方用量为每次 2mL，每日 3 次，用量过小，属于用法、用量不适宜。

【干预建议】建议将西帕依固龈液的用量改为每次 3~5mL。

案 例 14

【处方描述】

患者信息：男，70岁。

临床诊断：三叉神经损伤。

处方内容：

奥卡西平片	0.3g×120 片	0.3g	每日 1~2 次	口服
加巴喷丁胶囊	0.3g×96 粒	0.3g	遵医嘱	口服

【处方问题】用法、用量不适宜。

【问题分析】根据奥卡西平说明书中对联合用药剂量的描述，起始剂量可以为一天 600mg，分两次给药，为获得理想效果可以每隔一星期增加每日剂量，处方中奥卡西平的频次为每日 1~2 次，每日 1 次用量偏低，且表述模糊，因此本处方属于用法、用量不适宜。加巴喷丁的频次"遵医嘱"，也不符合处方规范。

【干预建议】建议将奥卡西平的给药频次改为每日 2 次，将加巴喷丁胶囊的给药频次改为每日 1 次，具体的服药方法可再由药师详细交代给患者。

案 例 15

【处方描述】

患者信息：女，65岁，体重 50kg。

临床诊断:牙列缺失。

处方内容:

阿替卡因肾上腺素注射液　1.7mL×7 支　11.9mL　即刻　局部注射

- -

【处方问题】用法、用量不适宜。

【问题分析】阿替卡因肾上腺素注射液规格 1.7mL(含盐酸阿替卡因 68mg 与酒石酸肾上腺素 17μg),说明书中明确成人盐酸阿替卡因最大用量不超过 7mg/kg,依据本案例中患者体重,最大用量为 50kg×7mg/68mg≈5.15 支,因此本处方给药剂量过大,属于用法、用量不适宜。

【干预建议】建议按照患者体重计算该药用量。

案 例 16

【处方描述】

患者信息:女,33 岁。

临床诊断:三叉神经痛、口腔恶性肿瘤。

处方内容:

氨酚羟考酮片　10mg×10 片　10mg　必要时间隔 6 小时服 1 次　口服

- -

【处方问题】用法、用量不适宜。

【问题分析】根据美国国立综合癌症网络(National Comprehensive Cancer Network,NCCN)癌痛治疗原则,按时给药能维持稳定、有效的血药浓度,能更有效地控制疼痛发生,应按规定时间间隔规律性给予止痛药。出现爆发痛时可额外给予止痛药物处理,该处方中描述频次为"必要时间隔 6 小时服 1 次",不符合止痛药给药原则,属于用法、用量不适宜。

【干预建议】建议将氨酚羟考酮的给药频次修改为每 6 小时 1 次。

案 例 17

【处方描述】

患者信息:男,47 岁。

临床诊断:左侧口底鳞状细胞癌。

处方内容:

氨酚双氢可待因片　0.5g:10mg×12 片　2 片　即刻　口服

- -

【处方问题】用法、用量不适宜。

【问题分析】氨酚双氢可待因片可用于重度癌痛,说明书中用法用量描述为成人每 4~6 小时 1~2 片,每次不得超过 2 片,每日最大剂量为 8 片,用于癌痛患者时应按说明书推荐时间间隔给药,该处方给药频次为即刻,属于用法、用量不适宜。

【干预建议】建议修改处方给药频次为每 6 小时 1 次,每次 2 片。

五、联合用药不适宜

案 例 18

【处方描述】

患者信息:男,56 岁。

临床诊断:三叉神经痛、高血压、高脂血症。

处方内容:

卡马西平片	0.2g×30 片	0.2g	每日 2 次	口服
苯磺酸氨氯地平片	5mg×14 片	5mg	每日 1 次	口服
阿托伐他汀钙片	20mg×28 片	20mg	每晚 1 次	口服
厄贝沙坦片	0.15g×14 片	0.3g	每日 1 次	口服

【处方问题】联合用药不适宜。

【问题分析】卡马西平、苯磺酸氨氯地平、阿托伐他汀都经由肝脏 CYP3A4 酶代谢,同时卡马西平是 CYP3A4 酶的强效诱导剂,在体内可诱导加速氨氯地平及阿托伐他汀的代谢,使两种药物的血药浓度降低,难以达到预期的治疗效果,因此本处方为联合用药不适宜。

【干预建议】①建议在同时使用氨氯地平及卡马西平时,应适当增加氨氯地平的剂量,同时密切观测患者血压控制情况;②建议将阿托伐他汀钙片更换为不经 CYP3A4 代谢的 HMG-CoA 还原酶抑制剂,如瑞舒伐他汀、普伐他汀等。

案 例 19

【处方描述】

患者信息:女,19 岁。

临床诊断:埋伏牙、牙拔除术。

处方内容:

阿莫西林克拉维酸钾干混悬剂	228.5mg×8 包	457mg	每日 2 次	口服
罗红霉素胶囊	0.15g×12 粒	0.15g	每日 2 次	口服

【处方问题】联合用药不适宜。

【问题分析】阿莫西林克拉维酸钾和罗红霉素的抗菌谱相似,除非怀疑有支原体、衣原体等感染可以合用,否则阿莫西林克拉维酸钾及罗红霉素均可单独用于预防口腔操作术后感染,两种药物无须联用,本处方属于联合用药不适宜。

【干预建议】建议选用阿莫西林克拉维酸钾干混悬剂即可。

六、重复用药

案 例 20

【处方描述】

患者信息:女,31 岁。

临床诊断:周围面神经麻痹。

处方内容:

甲钴胺片	0.5g×48 片	0.5g	每日 3 次	口服
三维 B 片	0.1g:0.2mg×36 片	0.2g	每日 3 次	口服
泼尼松片	5mg×100 片	30mg	晨起顿服	口服

【处方问题】重复用药。

【问题分析】三维 B 片中含有三种 B 族维生素成分,其中维生素 B_1 100mg、维生素 B_6 100mg、维生素 B_{12} 0.2mg,而甲钴胺本身是一种内源性的维生素 B_{12},两种药物存在重复成分维生素 B_{12},因此本处方为重复用药。

【干预建议】建议停用甲钴胺片或将三维 B 片更换为维生素 B_1 片。

七、其他用药不适宜

案 例 21

【处方描述】

患者信息:女,30 岁。

临床诊断:错𬌗畸形。

处方内容:

氯化钠注射液	10mL:0.09g×5 支	10mL	即刻	外用冲洗

【处方问题】处方开具数量与用量不相符。

【问题分析】本案例中氯化钠注射液的用法为治疗过程中的外用冲洗,共开具 5 支,单次使用量为一支,处方中的频次为即刻,而非必要时使用,则处方量 5 支大于使用量 1 支,因此本处方属于处方开具数量与用量不相符。

【干预建议】建议核实治疗中所需氯化钠注射液的总量及单次用量,如总量及单次用量均无误,则建议将氯化钠注射液的给药频次改成必要时。

八、超常处方

案 例 22

【处方描述】

患者信息:女,53 岁。

临床诊断:拔牙后出血。

处方内容:

阿替卡因肾上腺素注射液　1.7mL×1 支　1.7mL　即刻　局部注射

【处方问题】无适应证用药。

【问题分析】患者诊断为"拔牙后出血",处方开具局部麻醉药"阿替卡因肾上腺素注射液",而按出血的诊断判断并无用药指征,本处方为无适应证用药。

【干预建议】建议停用阿替卡因肾上腺素注射液,如需要进行相关局部麻醉后的操作或治疗,应补充临床诊断或增加描述性诊断。

案 例 23

【处方描述】

患儿信息:男,5 岁。

临床诊断:口腔检查。

处方内容:

阿替卡因肾上腺素注射液	1.7mL×1 支	1.7mL	即刻	局部注射
复方甘菊利多卡因凝胶	10g×1 支	适量	每日 3 次	外用
葡萄糖注射液	250mL:12.5g×1 瓶	250mL	每日 1 次	静脉滴注

【处方问题】无适应证用药。

【问题分析】患儿诊断为"口腔检查",且无任何症状描述,而处方开具了多种治疗用药,均无用药指征,本处方属于无适应证用药。

【干预建议】建议停用处方中全部药品,先明确患儿的临床诊断,再根据临床诊断选择适宜的药物,保证处方用药与临床诊断的相符性。

案 例 24

【处方描述】

患者信息:女,57岁。

临床诊断:面部感觉异常。

处方内容:

胸腺肽肠溶胶囊	5mg×72粒	10mg	每日3次	口服
维生素 B$_{12}$ 注射液	1mL:0.25mg×10支	1mg	隔日1次	肌内注射
西吡氯铵含片	2mg×24片	2mg	每日3次	口含

【处方问题】无适应证用药。

【问题分析】患者诊断为"面部感觉异常",症状的相关病因未确定。根据药品说明书,胸腺肽肠溶胶囊为免疫增强药,西吡氯铵含片为局部抗菌药物,两种药物均没有面部感觉异常相关适应证,也没有改善症状的作用。本处方属于无适应证用药。

【干预建议】建议停用胸腺肽肠溶胶囊、西吡氯铵含片,保证处方用药与临床诊断的相符性。

案 例 25

【处方描述】

患者信息:女,44岁,真菌涂片(+)。

临床诊断:口腔异感症。

处方内容:

复方丹参滴丸	27mg×180丸	10丸	每日3次	口服
甲钴胺片	0.5g×20片	0.5g	每日3次	口服
西吡氯铵含片	2mg×24片	2mg	每日4次	口服
碳酸氢钠片	0.5g×30片	0.4g	每日3次	稀释后含漱

【处方问题】无适应证用药。

【问题分析】复方丹参滴丸主要功效是活血化瘀、理气止痛,一般用于气滞血瘀所致的胸痹,症见胸闷、心前区刺痛,还包括冠心病心绞痛见上述症状者,用药不符合本处方中的诊断,且患者也没有上述症状;另外,"口腔异感症"也不是规范的诊断,因此本处方属于无适应证用药。

【干预建议】建议停用复方丹参滴丸,如患者确有说明书中相关症状,应补充完善。

<h2 style="text-align:center">案 例 26</h2>

【处方描述】

患者信息:男,34 岁。

临床诊断:阻生牙、无痛治疗。

处方内容:

盐酸乌拉地尔注射液　　5mL:25mg×1 支　　25mg　　即刻　　静脉推注

【处方问题】无适应证用药。

【问题分析】该处方为麻醉科处方,患者可能是手术中用药,乌拉地尔为治疗高血压危象的药品,诊断中并无任何患者血压相关信息或诊断,因此本处方属于无适应证用药。

【干预建议】建议停用盐酸乌拉地尔注射液,如患者确有高血压危象,应明确诊断。

<h2 style="text-align:center">案 例 27</h2>

【处方描述】

患者信息:男,85 岁。

临床诊断:牙列缺损。

处方内容:

阿替卡因肾上腺素注射液	1.7mL×1 支		1.7mL	即刻	局部注射
西吡氯铵含漱液	200mL:0.2g×1 瓶	5mL	每日 3 次	含漱
氯霉素滴眼液	8mL:20mg×1 支	0.1mL	每日 3 次	外用

【处方问题】无适应证用药。

【问题分析】根据氯霉素滴眼液说明书,适应证包括大肠杆菌、克雷伯菌属所致的眼部感染,本处方属于无适应证用药。

【干预建议】建议停用氯霉素滴眼液,如患者确合并有感染或有使用局部抗菌药物的相关症状、指征,应补充临床诊断后选择合适的局部抗菌制剂。

<h2 style="text-align:center">案 例 28</h2>

【处方描述】

患儿信息:女,4 岁。

临床诊断：手足口病。

处方内容：

阿莫西林克拉维酸钾干混悬剂	228.5mg×8 袋	228.5mg	每日 2 次	口服
布洛芬混悬液	100mL：2g×1 瓶	5mL	每 6 小时 1 次	口服

【处方问题】无适应证用药。

【问题分析】手足口病主要由肠道病毒引起，无细菌感染指征，治疗中无须使用抗菌药物。各国卫生行政部门及各类专家共识指出，治疗手足口病进行退热、止痛等对症处理即可。本处方属于无适应证用药。

【干预建议】建议停用抗菌药物，针对患儿症状对症治疗即可。

九、合并问题

案 例 29

【处方描述】

患儿信息：女，5 岁。

临床诊断：龋病、无痛治疗。

处方内容：

复方甘菊利多卡因凝胶	10g×1 支	适量	每日 3 次	外用
对乙酰氨基酚栓	0.15g×10 粒	1 粒	即刻	肛塞
丙泊酚中／长链脂肪乳注射液	20mL：0.2g×1 支	60mg	每日 1 次	静脉推注
苯磺顺阿曲库铵注射液	5mL：10mg×1 支	1.8mg	即刻	局部注射
呋麻滴鼻液	10mL×1 支	适量	必要时	滴鼻

【处方问题】剂型与给药途径不适宜，用法、用量不适宜。

【问题分析】①苯磺顺阿曲库铵注射液是外周作用的肌肉松弛剂，说明书中的给药途径仅包括静脉单次注射及静脉输注，并没有局部注射，因此属于给药途径不适宜；②丙泊酚中／长链脂肪乳注射液的给药频次应是即刻，而非每日 1 次，属于用法、用量不适宜。

【干预建议】建议将苯磺顺阿曲库铵注射液的给药途径改为静脉注射；将丙泊酚中／长链脂肪乳注射液的给药频次改为即刻。

案 例 30

【处方描述】

患儿信息:男,11 岁。

临床诊断:牙列不齐。

处方内容:

复方氯己定含漱液	200mL×1 瓶	10mL	每日 2 次	含漱
布洛芬缓释胶囊	0.3g×12 粒	0.3g	必要时	口服

【处方问题】适应证不适宜,遴选药品不适宜,用法、用量不适宜。

【问题分析】①患儿牙列不齐,在并未说明进行任何治疗的情况下应用布洛芬缓释胶囊镇痛,属于适应证不适宜;②说明书中提到,布洛芬缓释胶囊 12 岁以下儿童请勿服用,即便对布洛芬的应用有补充诊断,该处方也属于遴选药品不适宜;③处方中布洛芬缓释胶囊用法为必要时,未按照说明书建议的用法用量使用,属于用法、用量不适宜。

【干预建议】建议停用布洛芬缓释胶囊,如患儿矫正过程中出现疼痛,应补充诊断或症状描述,且应用时要根据镇痛药物的按时使用原则而定,用法不应为"必要时",应该严格按照说明书中的用法给药。

案 例 31

【处方描述】

患者信息:女,32 岁。

临床诊断:龈炎伴牙龈出血。

处方内容:

盐酸肾上腺素注射液　　1mL:1mg×1 支　　0.01mL　　每日 1 次　　皮下注射

【处方问题】给药途径不适宜,用法、用量不适宜。

【问题分析】①在盐酸肾上腺素注射液说明书中,制止鼻黏膜和牙龈出血的用法为将浸有 1:20 000~1:1 000 溶液的纱布填塞于出血处。因此该病例用法应为外用,处方中皮下注射属于给药途径不适宜。②本药品是在诊室内由医师操作使用的,给药频次应为"即刻",而非"每日 1 次"。

【干预建议】建议将给药频次改为即刻,将给药途径改为外用。

案 例 32

【处方描述】

患者信息：女，42 岁。

临床诊断：手术后拆除缝线。

处方内容：

盐酸米诺环素软膏	0.5g×2 支	0.5g	每日 1 次	外用
盐酸克林霉素棕榈酸酯分散片	75mg×40 片	150mg	每日 4 次	口服

【处方问题】适应证不适宜，用法、用量不适宜。

【问题分析】①在米诺环素软膏说明书中，适应证为由牙龈卟啉单胞菌、中间普氏菌等所致牙周炎的各种症状，用法为将软膏注满患部牙周袋内，每周 1 次，连用 4 周，因此本处方中盐酸米诺环素软膏的使用属于适应证不适宜，且用法、用量不适宜。②该病例中诊断仅为手术后拆除缝线，没有抗菌药物克林霉素的使用指征，属于适应证不适宜。

【干预建议】建议停用盐酸米诺环素软膏及盐酸克林霉素棕榈酸酯分散片，如患者有感染指征则需要明确诊断，同时可将盐酸米诺环素软膏更换为红霉素软膏等其他抗菌药物的外用制剂。

（成黎霏）

第二篇

参考文献

1. 国家卫生计生委办公厅，国家中医药管理局办公室，解放军总后勤部卫生部药品器材局. 抗菌药物临床应用指导原则 (2015 年版)：国卫办医发〔2015〕43 号 .(2015-07-24)[2022-07-10]. https://www.gov. cn/xinwen/2015-08/27/content_2920799. htm.
2. 侯锐，瞿新利，方剑乔，等. 原发性三叉神经痛中西医非手术诊疗方法的专家共识. 实用口腔医学杂志，2022, 38 (2): 149-161.
3. 中华医学会整形外科分会血管瘤和脉管畸形学组. 血管瘤和脉管畸形的诊断及治疗指南 (2019 版). 组织工程与重建外科杂志，2019, 15 (5): 277-317.

附录 口腔门(急)诊常用药物 |

口腔门(急)诊疾病治疗中的常用药物有抗感染药、消炎镇痛药、局部麻醉药、激素类药、口腔专科用药、中成药等。为方便医师开具处方、药师审核点评处方、护士执行处方,本附录列出口腔门(急)诊疾病治疗中常用药物的适应证/功能主治、用法用量和注意事项,以供参考。考虑到相同通用名药品存在不同规格、不同厂家,实际医疗工作中请以最新版药品说明书为准。

一、抗感染药

1. 阿莫西林

【适应证】敏感菌导致的各种感染。

【用法用量】成人一次 0.5g,每 6~8 小时 1 次,口服。

【注意事项】口服每日剂量不超过 4g。

2. 阿莫西林克拉维酸钾

【适应证】敏感菌导致的各种感染。

【用法用量】成人每次 0.457~0.914g,每 12 小时 1 次,口服或置于适量温开水、牛奶或果汁中,搅拌至完全溶解后服用。

【注意事项】青霉素类药物过敏或肝功能不全患者禁用。用餐时服用,以减轻胃肠道副作用。

3. 头孢拉定

【适应证】敏感菌导致的各种感染。

【用法用量】成人一次 0.25~0.50g,每 6 小时 1 次,口服。

【注意事项】口服不宜用于严重感染。

4. 头孢呋辛

【适应证】①敏感菌导致的各种感染。②预防手术感染:术前 0.5~1.5 小时静脉注射 1.5g,若手术时间过长,则每隔 8 小时静脉注射或肌内注射 0.75g(0.5 支)剂量。

【用法用量】①片剂:成人一次 0.25~0.50g,每日 2 次,口服。②注射剂:成人常用量为一次 0.75~1.50g(0.5~1.0 支),每 8 小时给药 1 次,疗程 5~10 天,可深部肌内注射,也可静脉注射或静脉滴注。

【注意事项】①片剂:口服,不可掰碎服用。餐后服用吸收效果最佳。②注射剂:肌内注射前,必须回抽无血才可注射。肾功能不全者,应根据肾功能损害的程度来调整用法与用量。哺乳期妇女慎用。

5. 头孢克洛

【适应证】敏感菌导致的各种感染。

【用法用量】成人常用量一次 0.25g,每日 3 次,口服。严重感染者剂量可加倍,但每日总量不超过 4.0g。

【注意事项】口服,食物可延迟吸收,宜空腹服用。

6. 甲硝唑

【适应证】厌氧菌引起的感染。

【用法用量】①片剂:成人常用量一次 0.2g,每日 3 次,口服。②注射剂:厌氧菌感染,成人常用量为静脉给药首次按体重 15mg/kg(70kg 成人为 1g),维持量按体重 7.5mg/kg,每 6~8 小时 1 次,静脉滴注。

【注意事项】①片剂:停用甲硝唑 3 天内不能饮酒或含有丙二醇的产品。②注射剂:有活动性中枢神经系统疾患和血液病者禁用。代谢产物可使尿液呈深红色并抑制乙醇代谢,用药期间应戒酒,饮酒后可能出现腹痛、呕吐、头痛等症状。

7. 甲硝唑维 B_6 片

【适应证】各种厌氧菌引起的感染。

【用法用量】成人常用量一次 0.22~0.44g,每日 3 次,口服。

【注意事项】2 周内应用双硫仑者不宜服用。

8. 替硝唑

【适应证】仅限于治疗或预防已被证实或疑似易感病原体导致的感染。

【用法用量】成人第一天起始剂量为 2g,以后每天 1 次,每次 1g,或者每天 2 次,每次 0.5g,口服。

【注意事项】建议饭后口服,以尽量减少上腹部不适等胃肠道副作用。

9. 奥硝唑

【适应证】各种厌氧菌引起的感染。

【用法用量】成人常用量一次 0.5g,每日早晚各服一次,口服。

【注意事项】过量服用此药可加重不良反应,甚至发生危险。

10. 阿奇霉素

【适应证】指定微生物敏感菌株引起的轻度至中度感染。

【用法用量】成人一次 0.25g,每日 1 次,口服。

【注意事项】整片吞服。在饭前 1 小时或饭后 2 小时服用。

11. 罗红霉素

【适应证】敏感菌导致的各种感染。

【用法用量】成人每次 0.15g,每日 2 次,口服。

【注意事项】空腹口服。

12. 氟康唑

【适应证】适于治疗成年患者的下列真菌感染:隐球菌性脑膜炎、球孢子菌病、侵袭性念珠菌病、黏膜念珠菌病。其中,黏膜念珠菌病包括口咽、食管念珠菌病,念珠菌尿及慢性皮肤黏膜念珠菌病,口腔卫生或局部治疗效果不佳的慢性红斑型念珠菌病(义齿性口炎)等。

【用法用量】口咽念珠菌病:成人负荷剂量为第一天 200~400mg,后续剂量为每日100~200mg,每日 1 次,口服。疗程 7~21 天(直至口咽念珠菌病缓解)。重度免疫功能受损患者可能需要更长时间。

【注意事项】肾功能不全患者、肝功能不全患者应慎用。可通过口服(胶囊、口服干混悬粉末和糖浆)或静脉滴注(输注液)给药,给药途径取决于患者的临床状态。由静脉转为口服给药时,不需要改变每日剂量,反之亦然。医师应根据年龄、体重和剂量开出最适用的剂型和规格。胶囊不适用于婴幼儿,该人群更适合使用氟康唑口服液体制剂。应吞服整个胶囊,并且不依赖进食。

13. 制霉素

【适应证】舌背含化,用于治疗口腔念珠菌病。

【用法用量】成人一次 50 万单位,每日 3 次,舌背含化。

【注意事项】舌背含化为超说明书用药,需要医师严格把握适应证。

14. 伐昔洛韦

【适应证】用于治疗水痘 - 带状疱疹病毒及Ⅰ型、Ⅱ型单纯疱疹病毒感染。

【用法用量】一次 0.3g,每日 2 次,口服。

【注意事项】口服,饭前空腹服用。哺乳期妇女慎用。

二、消炎镇痛药

1. 布洛芬

【适应证】用于缓解轻至中度疼痛、普通感冒或流行性感冒引起的发热。

【用法用量】缓释胶囊:成人,一次 0.3g,早晚各一次,口服。

【注意事项】对症治疗药,不宜长期或大量使用,用于止痛不得超过 5 天,用于解热不得超过 3 天。

2. 洛索洛芬钠

【适应证】用于解热镇痛。

【用法用量】成人,一次 60mg,每日 3 次,口服。也可出现症状时一次口服 60~120mg。

【注意事项】口服,空腹时不宜服用。随年龄及症状适宜增减。

3. 美洛昔康

【适应证】用于骨关节炎症状加重时的短期症状治疗,类风湿关节炎和强直性脊柱炎的长期症状治疗。

【用法用量】成人,常规剂量一次 7.5mg,每日 1 次,口服。

【注意事项】每日剂量不得超过 15mg。16 岁以下儿童及青少年禁用。

4. 洛芬待因

【适应证】用于中等强度疼痛止痛,适用于术后痛和中度癌痛止痛。

【用法用量】成人首次剂量 0.425g,口服。如果需要再服,每 4~6 小时口服 0.212 5~0.425 0g。最大剂量每日 1.275g。

【注意事项】12 岁以下儿童禁用。患有慢性呼吸系统疾病的 12~18 岁儿童和青少年不宜使用。仅用于急性(短暂的)中度疼痛的止痛,且只有当疼痛不能经其他甾体抗炎药缓解时才可使用。

5. 塞来昔布

【适应证】①用于缓解骨关节炎(osteoarthritis,OA)的症状和体征;②用于缓解成人类风湿关节炎(rheumatoid arthritis,RA)的症状和体征;③用于治疗成人急性疼痛(acute pain,AP);④用于缓解强直性脊柱炎的症状和体征。

【用法用量】①治疗骨关节炎的剂量为 200mg,每日 1 次口服或 100mg,每日 2 次口服。②治疗类风湿关节炎的剂量为 100~200mg,每日 2 次口服。③治疗急性疼痛的剂量为第一天首剂 400mg,必要时可再服 200mg;随后根据需要,每日 2 次,每次 200mg。④治疗强直性脊柱炎的剂量为每日 200mg,单次服用(每日 1 次)或分次服用(每日 2 次)。如服用 6 周后未见效,可尝试每日 400mg。如每日 400mg 服用 6 周后仍未见效,应考虑选择其他治疗方法。

【注意事项】禁用于对塞来昔布或药物中其他任何一种成分过敏(例如过敏反应、严重皮肤反应)者。不可用于已知对磺胺过敏者。不可用于服用阿司匹林或包括其他环氧化酶 -2(COX-2)特异性抑制剂在内的非甾体抗炎药后,诱发哮喘、荨麻疹或其他过敏反应的患者。

三、局部麻醉药

1. 阿替卡因肾上腺素

【适应证】口腔用局部麻醉剂,特别适用于骨切开术及黏膜切开的外科手术。

【用法用量】成人:对于一般性手术,通常给药剂量为 0.85~1.70mL,即刻使用,口腔内黏膜下注射给药。

【注意事项】适用于成人及 4 岁以上儿童,必须根据手术需要注射适当的剂量。盐酸阿替卡因最大用量为成人不超过 7mg/kg 体重,4 岁以上儿童不超过 5mg/kg 体重。

2. 利多卡因

【适应证】用于局部麻醉。

【用法用量】成人:牙科用 2% 溶液,20~100mg,即刻使用,局部注射。

【注意事项】70 岁以上患者剂量应减半。

3. 甲哌卡因

【适应证】主要用于口腔治疗中的局部浸润麻醉和神经阻滞麻醉。

【用法用量】成人:常规使用 1.8mL,一次性使用不超过 3 支,具体情况视麻醉范围及所用麻醉技术而定。对于同一患者,使用频率不要高于每周 1 次。

【注意事项】以下患者禁用:3 岁以下儿童、严重的心血管疾病(如心肌梗死)或心律失常患者、对酰胺类麻醉剂过敏的患者、严重肝病患者。

4. 罗哌卡因

【适应证】用于外科手术麻醉、急性疼痛控制。

【用法用量】成人一次 1~30mL,即刻使用,局部注射。

【注意事项】不应用于 12 岁以下的儿童。

5. 布比卡因

【适应证】用于局部浸润麻醉、外周神经阻滞和椎管内阻滞麻醉。

【用法用量】局部浸润麻醉,总用量一般以 175~200mg(0.25%,70~80mL)为限,24 小时内分次给药,每日极量 400mg。

【注意事项】①少数患者可出现头痛、恶心、呕吐、尿潴留及心率减慢等,如出现严重副反应,可静脉注射麻黄碱或阿托品。②过量或误入血管可产生严重的毒性反应,一旦发生心肌毒性几乎没有复苏希望。③ 12 岁以下小儿慎用。

四、激素类药

1. 地塞米松

【适应证】主要用于过敏性与自身免疫性炎症性疾病,例如结缔组织病,严重的支气管哮喘、皮炎等过敏性疾病,溃疡性结肠炎,急性白血病,恶性淋巴瘤等。

【用法用量】片剂:口服,成人开始剂量为一次 0.75~3.00mg,每日 2~4 次。维持量每日约 0.75mg,视病情而定。

【注意事项】①较大剂量易引起糖尿病、消化道溃疡和类库欣综合征症状,对下丘脑 - 垂体 - 肾上腺轴抑制作用较强。主要的不良反应为并发感染。②对本品及肾上腺皮质激素类药物有过敏史者禁用。高血压、血栓症、胃与十二指肠溃疡、精神病、电解质代谢异常、心肌梗死、内脏手术、青光眼等患者一般不宜使用。特殊情况下权衡利弊使用,但应注意病情恶化的可能。③糖尿病、骨质疏松症、肝硬化、肾功能不良、甲状腺功能减退的患者慎用。④长期服药后,停药前应逐渐减量。⑤运动员慎用。

2. 泼尼松

【适应证】主要用于过敏性与自身免疫性炎症性疾病。适用于结缔组织病,系统性红斑狼疮,重症多肌炎,严重的支气管哮喘、皮肌炎、血管炎等过敏性疾病,急性白血病,恶性淋巴瘤。

【用法用量】成人常用量:一般一次 5~10mg,每日 10~60mg,口服。

【注意事项】①本品较大剂量易引起糖尿病、消化道溃疡和类库欣综合征症状,对下丘脑-垂体-肾上腺轴抑制作用较强。主要的不良反应为并发感染。②高血压、血栓症、胃与十二指肠溃疡、精神病、电解质代谢异常、心肌梗死、内脏手术、青光眼等患者不宜使用,对本品及肾上腺皮质激素类药物有过敏史者禁用,真菌和病毒感染者禁用。③糖尿病、骨质疏松症、肝硬化、肾功能不良、甲状腺功能减退的患者慎用。④长期服药后,停药时应逐渐减量。⑤妊娠期妇女使用可增加胎盘功能不全、新生儿体重减少或死胎的发生率,动物实验有致畸作用,使用时应权衡利弊。⑥用糖皮质激素易发生高血压,老年患者尤其是围绝经期后的女性使用易出现骨质疏松。

3. 倍他米松

【适应证】适用于治疗对糖皮质激素敏感的急性和慢性疾病。糖皮质激素疗法是常规疗法的一种辅助治疗,不能代替常规疗法。

【用法用量】全身给药:对于大多数疾病,成人全身治疗的起始剂量为 1~2mL,必要时可重复给药。给药方法是臀部肌内注射(intramuscular injection, i.m.),给药剂量和次数取决于病情的严重程度和疗效。对于严重疾病如已经通过适当抢救措施得到缓解的红斑狼疮患者,初始剂量可能需要 2mL。多种皮肤病经肌内注射本品 1mL 治疗后起效。可根据病情选择重复给药。

【注意事项】①全身真菌感染、对倍他米松或其他糖皮质激素类药物或本品中任一成分过敏的患者禁用。②不得供静脉注射或皮下注射。③含苯甲醇,禁止用于儿童肌内注射。

4. 曲安奈德

【适应证】适用于各种皮肤病、过敏性鼻炎、关节痛、支气管哮喘、肩周炎、腱鞘炎、滑膜炎、急性扭伤、类风湿关节炎等。

【用法用量】肌内注射:一周 1 次,一次 20~100mg。关节腔或皮下注射:一般一次 2.5~5.0mg。

【注意事项】①对本品及甾体激素类药物过敏者禁用,以下疾病患者一般不宜使用,特殊情况下应权衡利弊使用,注意病情恶化的可能:严重的精神病(过去或现在)和癫痫,活动性消化性溃疡病,新近胃肠吻合手术,骨折,创伤修复期,角膜溃疡,肾上腺皮质功能亢进症,高血压,糖尿病,孕妇,抗菌药物不能控制的感染如水痘、麻疹、霉菌感染、较重的骨质疏松症等。②诱发感染:在激素作用下,原来已被控制的感染可活动起来,最常见者为结核感染复发。③对诊断的干扰。④长期应用者,应定期检查以下五种项目:一是血糖、尿糖或糖耐量试验,尤其是糖尿病或糖尿病倾向者;二是小儿应定期检测生长和发育情况;三是眼科检查,注意白内障、青光眼或眼部感染的发生;四是血清电解质和大便隐血;五是高血压和骨质疏松的检查,尤其应重视老年人。

五、口腔专科用药

1. 复方氯己定含漱液

【适应证】用于龈炎、冠周炎、口腔黏膜炎等引起的牙龈出血、牙周脓肿、口腔黏膜溃疡等的辅助治疗。

【用法用量】一次 10~20mL,早晚刷牙后,含漱。

【注意事项】含漱时至少在口腔内停留 2~5 分钟。含漱后吐出,不得咽下。5~10 日为一疗程。连续使用不宜超过 3 个疗程。

2. 西吡氯铵

【适应证】对牙菌斑的形成有一定抑制作用,用于口腔疾病的辅助治疗,也可用作日常口腔护理及清洁口腔。

【用法用量】①含漱液:一次 15mL,每天至少使用 2 次,含漱。②含片:每次 2mg,每日 3~4 次,含于口中使其徐徐溶化。

【注意事项】①含漱液:强力漱口 1 分钟。含漱后吐出,不得咽下。②含片:应含于口中,慢慢使其溶解,勿咬碎吞服。6 岁以下儿童不宜使用。

3. 聚维酮碘

【适应证】用于口腔黏膜的消毒。

【用法用量】①用于治疗时,棉签蘸原液直接涂布患处,1 日 1~2 次;②用于口腔疾病时,凉开水稀释 1~2 倍,一次 5~10mL,1 日 2~3 次,含漱 1 分钟吐出;③用于活动义齿夜间浸泡清洁时,原液稀释 10 倍。

【注意事项】根据使用目的,选择适宜浓度。

4. 复方甘菊利多卡因凝胶

【适应证】用于牙龈、唇及口腔黏膜的炎症性疼痛。可以缓解乳牙和第三磨牙萌出过程中所出现的局部症状及配戴正畸矫治器所致的局部症状等。可作为配戴义齿后所出现的疼痛不适及刺激性和 / 或过敏反应的辅助性治疗。

【用法用量】凝胶:用于牙龈或口腔黏膜炎症性疼痛,每日 3 次,每次取约 0.5cm 凝胶于疼痛或发生炎症的牙龈区,稍加按摩。治疗与义齿配戴有关的症状或病损时,可用约豌豆大小的凝胶,按摩患处。

【注意事项】仅用于年龄较大的儿童,以缓解恒牙萌出时的不适,应避免意外吞咽。

5. 盐酸米诺环素软膏

【适应证】用于改善对敏感菌所致牙周炎的各种症状。

【用法用量】软膏:洁治或龈下刮治后,将软膏注满患部牙周袋内,每周 1 次,连续用 4 次。

【注意事项】对四环素类抗生素有过敏史的患者禁用。用药后不得立即漱口及进食。

6. 曲安奈德口腔软膏

【适应证】用于口腔黏膜各种急、慢性炎症。

【用法用量】挤出少量药膏(大约 1cm)轻轻涂抹在病损表面使之形成薄膜,最好在睡前使用。若症状严重,需要每天涂 2~3 次,餐后用药为宜。

【注意事项】不可反复揉擦。刚涂抹药膏时可能感觉药膏中有颗粒,口腔有沙砾感。

7. 口腔溃疡散

【功能主治】清热敛疮。用于口腔溃疡。

【用法用量】消毒棉球蘸药擦患处,每日 2~3 次。

【注意事项】不可内服。一般症状 1 周内未改善或加重者,应去医院就诊。

8. 外用溃疡散

【功能主治】生肌收敛。用于口舌生疮、溃疡、咽喉红肿等。

【用法用量】外用,涂于患处,口腔用细管吹入。

【注意事项】运动员慎用。

六、中成药

1. 口炎清颗粒

【功能主治】滋阴清热,解毒消肿。用于阴虚火旺所致的口腔炎症。

【用法用量】一次 6g,每日 1~2 次,口服。

【注意事项】忌烟酒及辛辣、油腻食物。服药 3 天症状无缓解者,应去医院就诊。

2. 防风通圣丸

【功能主治】解表通里,清热解毒。用于外寒内热,表里俱实,恶寒壮热,头痛咽干,小便短赤,大便秘结,风疹湿疮。

【用法用量】一次 6g,每日 2 次,口服。

【注意事项】忌烟酒及辛辣、油腻、鱼虾海鲜类食物。不宜在服药期间同时服用滋补性中药。服药后大便次数增多且不成形者,应酌情减量。

3. 加味逍遥丸

【功能主治】疏肝清热,健脾养血。用于肝郁血虚,肝脾不和,两肋胀痛,头晕目眩,倦怠食少,月经不调,脐腹胀痛。

【用法用量】一次 6g,每日 2 次,口服。

【注意事项】忌生冷及油腻难消化的食物。服药 3 天症状无缓解者,应去医院就诊。

4. 逍遥丸

【功能主治】疏肝健脾,养血调经。用于肝气不舒所致月经不调,胸肋胀痛,头晕目眩,食欲减退。

【用法用量】一次 8 丸,每日 3 次,口服。

【注意事项】忌食寒凉、生冷食物。感冒时不宜服用。服药 2 周症状无改善者,应去医院就诊。

5. 雷公藤多苷片

【功能主治】祛风解毒,除湿消肿,舒筋活络。有抗炎及抑制细胞免疫和体液免疫等作用。用于风湿热瘀、毒邪阻滞所致的类风湿关节炎、肾病综合征、白塞病、麻风反应、自身免疫性肝炎等。

【用法用量】按体重每 1kg 每日 1.0~1.5mg,分三次饭后服用,口服。

【注意事项】儿童、育龄期有孕育要求者、孕妇和哺乳期妇女禁用。连续用药一般不宜超过 3 个月。

七、其他

1. 氨基葡萄糖

【适应证】用于治疗和预防全身所有部位的骨关节炎,包括膝关节、肩关节、髋关节、手腕关节、颈及脊椎关节和踝关节等。可缓解和消除骨关节炎的疼痛、肿胀等症状,改善关节活动功能。

【用法用量】口服,一次 0.75g,每日 2 次,吃饭时或饭后服用。6 周为一个疗程或根据需要延长。每年重复治疗 2~3 次。

【注意事项】①宜在饭时或饭后服用,可减少胃肠道不适,特别是有胃溃疡的患者;②严重肝、肾功能不全者慎用;③孕妇和哺乳期妇女慎用。

2. 复合维生素 B

【适应证】用于预防和治疗 B 族维生素缺乏所致的营养不良、厌食、脚气病、糙皮病等。

【用法用量】片剂:口服,成人一次 1~3 片;儿童一次 1~2 片;每日 3 次。

【注意事项】①大剂量服用可出现烦躁、疲倦、食欲减退等;②偶见皮肤潮红、瘙痒;③尿液可能呈黄色;④用于日常补充和预防时,宜用最低量。

3. 茴三硫

【适应证】用于胆囊炎、胆结石,并用于伴有胆汁分泌障碍的慢性肝炎的辅助治疗,还能促进唾液分泌,减轻干燥综合征患者口、咽、鼻的干燥症状。

【用法用量】成人常用量,一次 25mg,每日 3 次,口服。

【注意事项】①胆道完全梗阻者禁用;②甲状腺功能亢进患者慎用;③代谢会导致尿液呈现深黄色,临床上需要同时注意由疾病本身引起黄疸而导致的尿色加深;④不适用于儿童;⑤主要经过肝脏代谢,老年人肝功能低下可导致药物在血液中维持较高浓度,应酌情减量服用(如 37.5mg/d)。

4. 加巴喷丁

【适应证】①疱疹感染后神经痛:用于成人疱疹后神经痛的治疗。②癫痫:用于成人和 12 岁以上儿童伴或不伴继发性全身发作的部分性发作的辅助治疗,也可用于 3~12 岁儿童部分性发作的辅助治疗。

【用法用量】成人疱疹感染后神经痛:第一天一次性服用 0.3g;第二天服用 0.6g,分两次服完;第三天服用 0.9g,分三次服完,口服。随后,根据缓解疼痛的需要,可逐渐增加剂量至每天 1.8g,分三次服用。

【注意事项】①禁用于已知对该药中任一成分过敏的人群;②急性胰腺炎的患者禁服;③对于原发性全身发作,如失神发作的患者无效。

5. 卡马西平

【适应证】①癫痫:各种发作。②三叉神经痛:由多发性硬化症引起的三叉神经痛、原发性三叉神经痛、原发性舌咽神经痛。

【用法用量】三叉神经痛:成人初始剂量 200~400mg/d,逐渐增加至疼痛缓解(通常每次 200mg,每天 3~4 次),然后剂量逐渐减小至最低可维持剂量,口服。推荐老年患者的初始剂量为每次 100mg,每天 2 次。

【注意事项】①可在用餐时、用餐后或两餐之间用少量液体送服;②老年患者应慎重选择剂量;③仅可在医师监督下服用。

6. 甲钴胺

【适应证】周围神经病。

【用法用量】成人口服通常一次 0.5mg,一天 3 次;肌内注射或静脉注射,1 次 0.5mg,一日 1 次,一周 3 次。可根据年龄、症状酌情增减。

【注意事项】①对甲钴胺或处方有任何辅料有过敏史的患者禁用;②如果服用 1 个月以上无效,则无须继续服用;③从事汞及其化合物的工作人员,不宜长期大量使用本品。

7. 白芍总苷

【适应证】类风湿关节炎。

【用法用量】一次 0.6g,每日 2~3 次,口服。

【注意事项】偶有软便,无须处理,可自行消失。

(赵电红)

参考文献

国家药典委员会.中华人民共和国药典临床用药须知:化学药和生物制品卷 2015 年版.北京:中国医药科技出版社,2017.